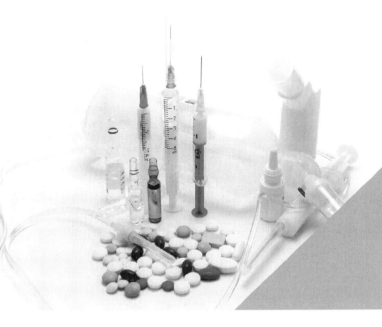

U0241931

护理基础与
常见病护理

于 蕊 陈 勋 藏 艳 主编

中国纺织出版社有限公司

图书在版编目（CIP）数据

护理基础与常见病护理 / 于蕊, 陈勋, 藏艳主编.
北京：中国纺织出版社有限公司, 2024. 7. -- ISBN
978-7-5229-1884-6

Ⅰ. R47
中国国家版本馆CIP数据核字第202459N53P号

责任编辑：樊雅莉　　责任校对：王蕙莹　　责任印制：王艳丽

中国纺织出版社有限公司出版发行
地址：北京市朝阳区百子湾东里A407号楼　邮政编码：100124
销售电话：010—67004422　传真：010—87155801
http://www.c-textilep.com
中国纺织出版社天猫旗舰店
官方微博 http://weibo.com/2119887771
三河市宏盛印务有限公司印刷　各地新华书店经销
2024年7月第1版第1次印刷
开本：787×1092　1/16　印张：11.5
字数：310千字　定价：88.00元

编 委 会

前　言

　　随着科学技术的飞速发展和医学科学的不断进步，护理学科发生了根本性的变化。医药卫生体制改革方案提出，护理工作要坚持"以患者为中心"，以患者安全为重点，护理服务要让患者满意、让社会满意。为了实现这一目标，护理人员要掌握扎实的医学护理基础知识、熟练的专业技能、规范的技术操作，做到默契的医护配合，这是保证患者安全和医疗护理质量的关键。

　　本书首先介绍临床护理基本操作，然后系统阐述呼吸系统疾病、循环系统疾病、消化系统疾病、内分泌系统疾病以及妇产科疾病的护理和健康教育。全书内容丰富，重点突出，既有最新的护理知识，又有各位护理专家多年来临床护理的实践经验。全书内容简明实用，对广大临床护理人员有很好的实用和参考价值。

　　由于写作经验和水平有限，编写时间仓促，加上医学发展日新月异，临床操作方法在不断完善、更新，书中难免有不足和欠妥之处，恳请专家学者提出宝贵意见。

编　者

2024 年 4 月

目　录

第一章

临床护理基本操作

第一节　外周静脉通道的建立与维护

一、外周静脉留置针的置入

（1）经双人核对医嘱，对患者进行评估，告知患者用药的要求，征得同意后，开始评估血管，血管选择应首选粗直弹性好的前臂静脉，注意避开关节。

（2）按六步法洗手、戴口罩。按静脉输液，进行物品准备，包括利器盒、6 cm×7 cm 透明贴膜、无菌贴膜、清洁手套、22～24 G 留置针，要注意观察准备用物的质量有效期。

（3）将用物推至床边，经医患双向核对，协助患者取舒适体位。再次选择前臂显露好、容易固定的静脉。

（4）核对液体后，开始排气排液，连接头皮针时，要将头皮针针尖插入留置针肝素帽前端，进行垂直排气，待肝素帽液体注满后再将头皮针全部刺入，回挂于输液架，准备无菌透明敷料。

（5）用含碘消毒剂，以穿刺点为中心进行螺旋式、由内向外皮肤消毒 3 次，消毒范围应大于固定敷料尺寸。

（6）将止血带扎于穿刺点上方 10 cm 处。戴清洁手套。再次排气，双向核对，调松套管及针芯。

（7）穿刺时，将针头斜面向上，一手的拇指、示指夹住两翼，在血管上方与皮肤成 15°～30°进针。见到回血后，压低穿刺角度，再往前进 0.2 cm，注意进针速度要慢，一手将软管全部送入，拔出针芯，注意勿将已抽出的针芯再次插入套管内。

（8）穿刺后要及时松止血带、松拳、松调节器。

（9）以穿刺点为中心，无张力方法粘贴透明敷料，保证穿刺点在敷料中央。脱手套，在粘贴条上注明穿刺的时间和姓名，然后覆盖于白色隔离塞，脱去手套，用输液贴以 U 形方法固定延长管。

（10）调节滴速，填写输液卡。核对并告知患者注意事项。

二、外周静脉留置针封管

（1）按六步法洗手、戴口罩。

（2）准备治疗盘，无菌盘内备有 3~4 mL 肝素稀释液、无菌透明敷料（贴膜）、棉签、含碘消毒液、弯盘。

（3）显露穿刺部位，关闭调节器。

（4）分离头皮针与输液导管后，用肝素稀释液以脉冲式方法冲管，当剩至 1 mL 时，快速注入，夹闭留置针，拔出针头。用输液贴以 U 形方法固定延长管。

（5）整理床单位，取下输液软袋及导管，按要求进行处理。

三、外周静脉留置针置管后再次输液

（1）经双人核对医嘱后，按照六步法洗手、戴口罩。准备用物，包括浓度 75% 的乙醇、小纱布、输液贴、头皮针、输入液体、弯盘。

（2）查对床号姓名，对患者说明操作目的，观察穿刺局部，查对液体与治疗单，排气排液。

（3）揭开无菌透明敷料，反垫于肝素帽下，用 75% 乙醇棉球（棉片）摩擦消毒接口持续 10 秒（来回摩擦 10 遍）。

（4）再次排气排液后，将头皮针插入肝素帽内，打开留置针及输液调节器，无菌透明敷料固定肝素帽、头皮针导管。

（5）调节滴速，填写输液卡。整理好患者衣被，整理用物并做好观察记录。

四、外周静脉留置针拔管

（1）按六步法洗手后，准备治疗盘，内装棉签、无菌透明敷料、含碘消毒液、弯盘。

（2）显露穿刺部位，去除固定肝素帽的无菌透明敷料，轻轻地将透明敷料边缘搓起，以零角度揭开敷料，用含碘消毒液消毒穿刺点两遍。

（3）用干棉签按压局部，拔出留置针，无渗血后用输液贴覆盖穿刺点。

（4）整理床单位并做好拔管记录。

（于 蕊）

第二节 中心静脉通道的建立与维护

一、中心静脉穿刺置管术

中心静脉穿刺置管术是监测中心静脉压（CVP）及建立有效输液给药途径的方法，主要是经颈内静脉或锁骨下静脉穿刺，将静脉导管插到上腔静脉，用于危重患者抢救、休克患者、大手术患者、静脉内营养、周围静脉穿刺困难、需要长期输液及使需经静脉输入高渗溶液或强酸强碱类药物者。局部皮肤破损、感染，有出血倾向者是其禁忌证。

（一）锁骨下静脉穿刺

锁骨下静脉是腋静脉的延续，起于第 1 肋骨的外侧缘，成年人长 3~4 cm。

1. 选择穿刺点

锁骨上路、锁骨下路，后者临床常用。

2. 穿刺部位

为锁骨下方胸壁，该处较为平坦，可进行满意的消毒准备，穿刺导管易于固定，敷料不易跨越关节，易于清洁和更换。不影响患者颈部和上肢的活动，利于置管后护理。

3. 置管操作步骤

以右侧锁骨下路穿刺点为例。

（1）穿刺点为锁骨与第1肋骨相交处，即锁骨中1/3与外1/3交界处，锁骨下缘1~2 cm处，也可由锁骨中点附近进行穿刺。

（2）体位：平卧位，去枕、头后仰，头转向穿刺对侧，必要时肩后垫高，头低位15°~30°，以提高静脉压使静脉充盈。

（3）严格遵循无菌操作原则，局部皮肤常规消毒后铺无菌巾。

（4）局部麻醉后用注射器细针做试探性穿刺，使针头与皮肤成30°~45°向内向上穿刺，针头保持朝向胸骨上窝的方向，紧靠锁骨内下缘徐徐推进，可避免穿破胸膜及肺组织，边进针边抽动针筒使管内形成负压，一般进针4 cm可抽到回血。若进针4~5 cm仍见不到回血，不要再向前推进，以免误伤锁骨下动脉，应慢慢向后退针，并边退边抽回血。若在撤针过程中仍无回血，可将针尖撤至皮下后改变进针方向，使针尖指向甲状软骨，以同样的方法徐徐进针。

（5）试穿确定锁骨下静脉的位置后，即可换用导针穿刺置管，导针穿刺方向与试探性穿刺相同，一旦进入锁骨下静脉位置，即可抽得大量回血。此时再轻轻推进0.1~0.2 cm，使导针的整个斜面在静脉腔内，并保持斜面向下，以利导管或导丝推进。

（6）让患者吸气后屏气，取下注射器，以一只手固定导针并以手指轻抵针尾插孔，以免发生气栓或失血，将导管或导丝自导针尾部插孔缓缓送入，使管腔达上腔静脉，退出导针。如用导丝，则将导管引入中心静脉后再退出导丝。

（7）抽吸与导管相连接的注射器，如回血通畅说明管端位于静脉内。

（8）取下输液器，将导管与输液器连接，先滴入少量等渗液体。

（9）妥善固定导管，无菌透明敷料覆盖穿刺部位。

（10）导管放置后需常规行X线检查，以确定导管的位置。插管深度，左侧不宜超过15 cm，右侧不宜超过12 cm，以能进入上腔静脉为宜。

（二）颈内静脉穿刺

颈内静脉起源于颅底，上部位于胸锁乳突肌的前缘内侧；中部位于胸锁乳突肌锁骨头前缘的下面和颈总动脉的后外侧；下行至胸锁关节处与锁骨下静脉汇合成无名静脉，继续下行与对侧的无名静脉汇合成上腔静脉进入右心房。

1. 选择穿刺点部位

颈内静脉穿刺的进针点和方向，根据颈内静脉与胸锁乳突肌的关系，分为前路、中路、后路3种。

2. 置管操作步骤

（1）以右侧颈内中路穿刺点为例，确定穿刺点位，锁骨与胸锁乳突肌的锁骨头和胸骨头所形成的三角区的顶点，颈内静脉正好位于此三角区的中心位置，该点距锁骨上缘3~5 cm。

（2）体位：患者平卧，去枕，头后仰，头转向穿刺对侧，必要时肩后垫一薄枕，头低位 15°~30°使颈部充分外展。

（3）严格遵循无菌操作原则，局部皮肤常规消毒后铺无菌巾。

（4）局部麻醉后用注射器细针做试探性穿刺，使针头与皮肤成 30°，与中线平行直接指向足端。进针深度一般为 3.5~4.5 cm，以进针深度不超过锁骨为宜。边进针边抽回血，抽到静脉血即表示针尖位于颈内静脉。如穿入较深，针已对穿颈静脉，则可慢慢退出，边退针边回抽，抽到静脉血后，减少穿刺针与额平面的角度（约 30°）。

（5）确定颈内静脉的位置后，即可换用导针穿刺置管，导针穿刺方向与试探性穿刺相同。当导针针尖到达颈静脉时旋转取下注射器，从穿刺针内插入引导钢丝，插入时不能遇到阻力。有阻力时应调整穿刺位置，包括角度、斜面方向和深浅等。插入导丝后退出穿刺针，压迫穿刺点同时擦净钢丝上的血迹。需要静脉扩张器的导管，可插入静脉扩张器扩张皮下或静脉。将导管套在引导钢丝外面，导管尖端接近穿刺点，引导钢丝必须伸出导管尾端，用手抓住，右手将导管与钢丝一起部分插入，待导管进入颈静脉后，边退钢丝边插导管。一般成年人从穿刺点到上腔静脉右心房开口处约 10 cm，退出钢丝。

（6）抽吸与导管相连接的注射器，如回血通畅说明管端位于静脉内。

（7）用生理盐水冲洗导管后即可接上输液器或 CVP 测压装置进行输液或测压。

（8）妥善固定导管，用无菌透明敷料（贴膜）覆盖穿刺部位。

二、外周静脉置入中心静脉导管

外周静脉置入中心静脉导管，是指经外周静脉穿刺置入的中心静脉导管，其导管尖端的最佳位置在上腔静脉的下 1/3 处，临床上常用于 7 日以上的中期和长期静脉输液治疗或需要静脉输注高渗性、有刺激性药物的患者，导管留置时间可长达 1 年。

（一）操作方法

（1）操作前，要先经双人核对医嘱，再对患者进行穿刺前的解释工作，得到患者的理解配合。

（2）对患者的穿刺部位静脉和全身情况进行评估。血管选择的标准：在患者肘关节处，取粗而直、静脉瓣少的贵要静脉、正中静脉或头静脉，要注意避开穿刺周围有皮肤红肿、硬结、皮疹和感染的情况。当血管选择好以后，再次向患者告知穿刺时可能发生的情况，以及穿刺配合事项，经同意，签署知情同意书。

（3）操作前，要按照六步法洗手、戴口罩。准备用物，具体包括：治疗盘内装有 75% 乙醇，含碘消毒液，生理盐水 100 mL，利多卡因 1 支。治疗盘外装有三向瓣膜 PICC 穿刺导管套件 1 个，PICC 穿刺包（内装有测量尺、无菌衣、无粉手套 2 副、棉球 6 个、镊子 2~3 把、止血带、大单 1 条、治疗巾 2 块、洞巾 1 块、20 mL 空针 2 副、5 mL 空针 1 副、1 mL 空针 1 副、大纱布 3 块、小纱布 2 块。剪刀、10 cm×12 cm 无菌透明敷料 1 张）、免洗手消毒液。

（4）查对患者床号与姓名，嘱患者身体移向对侧床边，打开 PICC 穿刺包，手臂外展与身体成 90°，拉开患者袖管，测量置管的长度与臂围。具体测量方法是：从穿刺点沿静脉走行，到右胸锁关节，再向下至第 3 肋间，为置入导管的长度。接着，在肘横纹上 10 cm 处，绕上臂一圈，测出臂围值，做好测量的记录。

（5）戴无菌手套，取出无菌巾垫于穿刺手臂下方，助手协助倒消毒液。消毒皮肤要求是先用乙醇棉球，以穿刺点为中心，进行螺旋式摩擦消毒，范围为直径≥10 cm，当去除皮肤油脂后，再用碘剂以同样的方法，顺时针方向与逆时针方向分别交叉，重复两次进行消毒，建立无菌屏障。铺治疗巾，将止血带放于手臂下方，为扩大无菌区域，还应铺垫大单，铺洞巾。

（6）穿无菌衣、更换无粉手套。打开 PICC 穿刺导管套件。用生理盐水预冲导管，用拇指和示指轻轻揉搓瓣膜，以确定导管的完整性。再分别预冲连接器、减压套筒、肝素帽和导管外部，最后，将导管浸入生理盐水中充分润滑导管，以减少对血管的刺激。打开穿刺针，去除活塞，将穿刺针连接 5 mL 注射器。

（7）扎止血带，并嘱患者握拳，在穿刺点下方，皮下注射利多卡因呈皮球状，进行局部麻醉。静脉穿刺时，一手固定皮肤，另一手持针与皮肤成 15°～30°进行穿刺。见到回血后，保持穿刺针与血管平行，继续向前推进 1～2 mm，然后，保持针芯位置，将插管鞘单独向前推进，注意避免推进钢针而造成血管壁的穿透。

（8）松开止血带，嘱患者松拳，以左手拇指与示指固定插管鞘，中指压住插管鞘末端处血管，防止出血，接着从插管鞘内撤出穿刺针。一手固定插管鞘，另一手将导管自插管鞘内缓慢、匀速地推进。当插入 20 cm 左右时，嘱患者头侧向穿刺方，转头并低头，以确保穿刺导管的通畅。在送管过程中，左手的中指要轻压血管鞘末端，以防出血。当导管置入预定的长度时，在插管鞘远端，用纱布加压止血并固定导管。将插管鞘从血管内撤出，连接注射器抽回血，冲洗导管。双手分离导管与导丝衔接处，一手按压穿刺点并固定导管，另一手将导丝以每次 3～5 cm 均匀的速度轻轻抽出，然后撤出插管鞘。当确认预定的置入长度后，在体外预留 5～6 cm，以便于安装连接器。

（9）修剪导管长度，注意勿剪除毛茬，安装连接器。先将减压套筒套到导管上，将导管连接到连接器翼形部分的金属柄上，使导管完全平整地套住金属柄，再将翼形部分的倒钩和减压套筒上的沟槽对齐锁定，最后，轻轻牵拉导管以确保连接器和导管完全锁定。用生理盐水以脉冲式方法进行冲管，当推至所剩 1 mL 液体时，迅速推入生理盐水，连接肝素帽。

（10）导管的固定，是将距离穿刺点 0.5～1 cm 处的导管安装在固定翼的槽沟内。在穿刺点上方，放置一块小纱布吸收渗血，使导管呈弧形，用胶带固定接头，撤出洞巾，再用无菌透明敷料固定导管，要注意无菌透明敷料下缘与胶带下缘平齐。用第 2 条胶带，以蝶形交叉固定于贴膜上，用第 3 条胶带压在第 2 条胶带上，将签有穿刺时间与患者姓名的胶带固定于第 3 条胶带上。用小纱布或输液贴包裹导管末端，固定在皮肤上。为保护导管以防渗血，用弹力管状绷带加压包扎穿刺处。

（11）向患者交代注意事项。整理用物并洗手。摄胸部 X 线片，以确定导管末端的位置，应在上腔静脉下 1/3 处。

（12）最后在病历上填写置管情况并签名。

（二）PICC 置管后输液

（1）输液前，要先进行双人核对医嘱和治疗单，按照六步洗手法洗手、戴口罩。准备治疗盘，盘内装有：乙醇棉片，无菌贴膜，已经连有头皮针的含 20 mL 生理盐水的注射器，预输入的液体，弯盘，治疗单，以及免洗手消毒液。

（2）进入病房先查对床号姓名，并向患者说明操作的目的，观察穿刺部位，必要时测量臂围。

（3）查对液体与治疗单，常规排气、排液。揭开输液无菌透明敷料反垫于肝素帽下。用75%乙醇棉球擦拭消毒接口约10秒钟。再接入头皮针，抽回血，确定导管在血管腔内后，以脉冲式方法冲洗导管，当推至所剩液体为 1 mL 时，快速推入。

（4）分离注射器，连接输液导管，松调节器。最后，用无菌透明敷料固定肝素帽和头皮针。在固定头皮针时，固定完毕后，整理患者衣被，调节滴数，交代注意事项并做好记录。

（三）PICC 冲洗和正压封管

为了预防导管堵塞，保持长期使用，给药前后，使用血液制品，静脉采血后应冲管。休疗期应每周冲洗 1 次并正压封管。

（1）用六步法洗手、戴口罩。

（2）准备治疗盘，内装贴膜、含 10~20 mL 生理盐水注射器 1 副、弯盘。

（3）经查对床号及姓名，观察穿刺部位，关闭输液调节器。

（4）揭开输液无菌透明敷料反垫于肝素帽下分离输液导管与头皮针，接 10~20 mL 生理盐水注射器，以脉冲式方法冲洗导管。推至最后 1 mL 时，进行正压封管。具体方法是：将头皮针尖斜面退至肝素帽末端，待生理盐水全部推入后，拔出头皮针，用无菌透明敷料固定肝素帽。

（5）整理患者衣被，做好观察记录。

（四）PICC 维护操作

为保证外周中心静脉导管的正常使用，应保证每日对患者进行消毒维护。

（1）要按六步洗手法洗手、戴口罩。

（2）准备用物。治疗盘内装有石油烷、免洗手消毒液、棉签、皮尺、胶布、肝素帽、头皮针连接预冲注射器、弯盘、PICC 维护包（包内装有无菌手套 2 副，75%乙醇、碘附棉棒各 3 根，乙醇棉片 3 块，小纱布 1 块，10 cm×12 cm 高潮气通透贴膜 1 张，胶带 4 条）。

（3）查对床号和姓名，向患者说明导管维护的目的。观察穿刺部位情况，必要时测量臂围。

（4）揭敷料时，要注意由下往上揭，以防带出导管，同时要避免直接接触导管。消毒双手，用石油烷擦除胶布痕迹。

（5）戴无菌手套。用消毒棉片消毒固定翼 10 秒。用 75%的乙醇棉棒，去除穿刺点直径约 1 cm 以外的胶腺，再用碘附棉棒，以穿刺点为中心进行皮肤消毒 3 次，消毒范围应大于无菌透明敷料范围，包括消毒导管。预冲肝素帽，去除原有肝素帽，用 75%乙醇棉片，擦拭导管末端。

（6）将注满生理盐水的肝素帽连接导管，用生理盐水以脉冲式方法进行冲管，当冲至剩 1 mL 液体时，将头皮针拔出，使针尖位于肝素帽内，快速推入，然后拔出头皮针。

（7）更换无菌手套，安装固定翼，随后将导管呈弧形进行胶带固定接头。用透明敷料固定导管，固定时，要保证贴膜下缘与胶带下缘平齐，第 2 条胶带以蝶形交叉固定于无菌透明敷料上，第 3 条胶带压在第 2 条胶带上，第 4 条胶带签上患者姓名与时间后固定于第 3 条胶带上。用无菌小纱布包裹导管末端，用胶带固定于皮肤，做好维护记录。

三、植入式输液港建立和维护

（一）操作前准备

1. 置管部位的选择

置管部位的选择要综合比较发生机械性并发症、导管相关性血流感染的可能性。置管部位会影响发生继发导管相关性血流感染（CRBSI）和静脉炎的危险度。置管部位皮肤菌群的密度是造成 CRBSI 的一个主要危险因素。由经过培训的医师依不同的治疗方式和患者体型来选输液港植入的途径：大静脉植入、大动脉植入、腹腔内植入，输液座放于皮下。输液港导管常用的植入部位主要为颈内静脉与锁骨下静脉，非随机试验证实颈内静脉置管发生相关性感染的危险率高。研究分析显示，床旁超声定位的锁骨下静脉置管与其他部位相比，可以显著降低机械性并发症。对于成年患者，锁骨下静脉对控制感染来说是首选部位。当然，在选择部位时其他的一些因素也应该考虑。目前临床应用较多的是锁骨下静脉，实际置入的位置要根据患者的个体差异决定。置入位置解剖结构应该能保证注射座稳定，不会受到患者活动的影响，不会产生局部压力升高或受穿衣服的影响，注射座隔膜上方的皮下组织厚度以 0.5~2 cm 为适宜厚度。

2. 经皮穿刺导管置入点选择

自锁骨中外 1/3 处进入锁骨下静脉，然后进入胸腔内血管。

（二）输液港的选择

由医师依不同的治疗方式和患者体型做出选择。标准型及急救凹形输液港适用于不同体型的成年人及儿童患者。双腔输液港适用于同时输入不兼容的药物。术中连接式导管可于置入时根据需要决定静脉导管长度。

输液港种类有多种选择：①单腔末端开口式导管输液港或单腔三向瓣膜式导管输液港；②小型单腔末端开口式导管输液港或小型单腔式三向瓣膜式导管输液港；③双腔末端开口式导管输液港或双腔三向瓣膜式导管输液港。

输液港附件——无损伤针的选择：①蝶翼针输液套件适用于连续静脉输注；②直形及弯形无损伤针适用于一次性静脉输注。

（三）操作方法

（1）向患者说明操作过程并做好解释工作。

（2）观察穿刺点和局部皮肤有无红、肿、热、痛等炎性反应，若有应随时更换敷料或暂停使用。

（3）消毒剂及消毒方法。先用乙醇棉球清洁脱脂，向外用螺旋的方式涂擦，其半径为 10~12 cm。以输液港为圆心，再用碘伏棉球消毒 3 遍。

（4）穿刺输液港。触诊定位穿刺隔，一手找到输液港注射座的位置，拇指与示指、中指呈三角形，将输液港拱起；另一手持无损伤针自三指中心处垂直刺入穿刺隔，直达储液槽基座底部。穿刺时动作要轻柔，感觉有阻力时不可强行进针，以免针尖与注射座底部推磨，形成倒钩。

（5）穿刺成功后，应妥善固定穿刺针，不可任意摆动，防止穿刺针从穿刺隔中脱落。

回抽血液判断针头位置无误后即可开始输液。

（6）固定要点。用无菌纱布垫在无损伤针针尾下方，可根据实际情况确定纱布垫的厚度，用无菌透明敷料固定无损伤针，防止发生脱落。注明更换无菌透明敷料的日期和时间。

（7）输液过程中如发现药物外渗，应立即停止输液，并即刻给予相应的医疗处理。

（8）退针。为防止少量血液反流回导管尖端而发生导管堵塞，撤针应轻柔，当注射液剩下最后 0.5 mL 时，为维持系统内的正压，以两指固定泵体，边推注边撤出无损伤针，做到正压封管。

（9）采集血标本时，用 10 mL 以上注射器以无菌生理盐水冲洗，初始至少抽 5 mL 血液并弃置，儿童减半，再抽出所需的血液量，注入备好的血标本采集试管中。

（10）连接输液泵，设定压力超过 25psi（磅/平方英寸）时自动关闭。

（11）以低于插针水平位置换肝素帽。

（12）封管，以加压的形式从圆形注射港的各角度边推注药液边拔针的方法拔出直角弯针针头暂停输注，每月用肝素盐水封管 1 次即可。

（四）维护时间和注意事项

1. 时间

（1）连续性输液，每 8 小时冲洗 1 次。

（2）治疗间歇期，正常情况下每 4 周维护 1 次。

（3）动脉植入、腹腔植入时，每周维护 1 次。

2. 维护注意事项

（1）冲、封导管和静脉注射给药时必须使用 10 mL 以上的注射器，防止小注射器的压强过大，损伤导管、瓣膜或导管与注射座连接处。

（2）给药后必须以脉冲方式冲管，防止药液残留注射座。

（3）必须正压封管，防止血液反流进入注射座。

（4）不能用于高压注射泵推注造影剂。

（陈　勋）

第三节　吸痰术

一、适应证

吸除气道内沉积的分泌物；获取痰标本，以利培养或涂片确定肺炎或其他肺部感染或送痰液做细胞病理学检查；维持人工气道通畅；对不能有效咳嗽导致精神变化的患者，通过吸痰刺激患者咳嗽或吸除痰液，缓解痰液刺激诱导的咳嗽；因气道分泌物潴积导致肺不张或实变者，吸痰可促进肺复张。

二、禁忌证

气管内吸痰术对人工气道患者是必要的常规操作，无绝对禁忌证。

三、器械准备

1. 必要器械

负压源，集痰器，连接管，无菌手套，无菌水和杯，无菌生理盐水，护目镜、面罩和其他保护装置，氧源，带活瓣和氧源的人工气囊，听诊器，心电监护仪，脉氧监测仪，无菌痰标本收集装置等。

2. 吸痰管

吸痰管直径不超过气管插管内径的1/2。

四、操作方法

1. 患者准备

如条件允许，吸痰前应先予100%O_2>30秒（最好吸纯氧2分钟）；可适当增加呼吸频率和（或）潮气量，使患者稍微过度通气，吸痰前可调节呼吸机"叹息"呼吸1~2次或用呼吸球囊通气数次（3~5次）；机械通气患者最好在不中断通气的情况下吸痰或密闭式吸痰；吸痰前后最好有脉搏氧饱和度监测，以观察患者有无缺氧；吸痰时可向气道内注入少许生理盐水以稀释痰液或促使气道内的痰液移动，以利吸除。

2. 吸引负压

吸引管负压一般按新生儿60~80 mmHg，婴儿80~100 mmHg，儿童100~120 mmHg，成人100~150 mmHg。吸引负压不超过150 mmHg，否则可能因吸引导致气道损伤、低氧血症和肺膨胀不全等。

3. 吸痰目的

（1）呼吸音改善。

（2）机械通气患者的吸气峰压（PIP）与平台压间距缩小，气道阻力下降或顺应性增加，压力控制型通气患者的潮气量增加。

（3）PaO_2或经皮氧饱和度（SPO_2）改善。

（4）吸出肺内分泌物。

（5）患者症状改善，如咳嗽减少或消失等。

4. 吸痰前、中、后应做好以下监测

呼吸音变化，血氧饱和度或经皮氧饱和度，肤色变化，呼吸频率和模式，血流动力学参数如脉搏、血压、心电，痰液特征如颜色、量、黏稠度、气味，咳嗽有无及强度，颅内压（必要时），通气机参数如PIP、平台压、潮气量、FiO_2，动脉血气，以及吸痰前后气管导管位置有无移动等。

5. 吸痰

吸痰时遵守无菌操作原则，术者戴无菌手套，如有需要可戴防护眼镜、穿隔离衣等。吸痰管经人工气道插入气管/支气管时应关闭负压源，待吸痰管插入到气管/支气管深部后，再开放负压吸引，边吸引边退出吸痰管，吸痰管宜旋转式退出，而非反复抽插式吸痰。每次吸痰的吸引时间为10~15秒，如痰液较多，可在一次吸引后通气/吸氧至少10秒（最好能吸氧1分钟左右）再吸引，避免连续吸引，以防产生低氧血症和肺膨胀不全等。吸痰完成后，应继续给予纯氧约2分钟，待血氧饱和度恢复正常或超过94%后，再将吸氧浓度调至吸痰前水平。目前不少多功能呼吸机有专用的吸纯氧键，按压该键后，会自动提供纯氧约 2 分钟（具体时间因产品不同而异）。吸除气道内的痰液后，再吸除患者口鼻中的分泌物（特别是经口气管插管或吞咽功能受影响者）。

五、并发症

气管内吸引主要并发症包括低氧血症或缺氧；气管/支气管黏膜组织损伤；心搏骤停；呼吸骤停；心律失常；肺膨胀不全；支气管收缩/痉挛；感染；支气管出血/肺出血；颅内压增高；影响机械通气疗效；高血压；低血压。这些并发症大多是吸引不当所致，规范的操作，可大大降低有关并发症的风险。

（藏　艳）

第四节　洗胃术

洗胃是一种清除胃内物的方法，主要是消除胃内摄入过多的药物或毒物。

一、适应证

洗胃主要是在摄入过量药物或毒物后 1~2 小时内，在无禁忌的情况下清除胃内容物，已知或疑有胃排空延迟如摄入抗胆碱药或鸦片类摄入时或毒物为片剂尚未完全溶解或排空时，超过 2 小时仍可考虑洗胃。

具体来说，洗胃主要适用于以下情况。

1. 农药中毒

如有机磷酸酯类、有机氯类或氨基甲酸酯类农药等，这仍是我国最常见的毒物中毒。

2. 明显或高危病死率的药物

如 β 受体阻滞剂、钙通道阻滞药、氯喹、秋水仙碱、氰化物、重金属、杂环类抗抑郁药、铁、百草枯、水杨酸盐、亚硒酸。

3. 活性炭难吸收的物质

如重金属、铁、锂、有毒醇类。

4. 形成凝结块

如肠溶制剂、铁、酚噻嗪类、水杨酸盐。

5. 无抗毒剂或治疗无效者

如钙通道阻滞药、秋水仙碱、百草枯、亚硒酸。

6. 其他

不明原因摄入中毒又无洗胃禁忌者。

二、禁忌证

意识进行性恶化且无气道保护性反射者是绝对禁忌证，如必须洗胃，应在洗胃前先做气管插管做好气道保护和通气，而后再考虑洗胃。腐蚀性物质摄入者禁忌洗胃；局部黏膜损害可能引起插管穿孔，应权衡利弊后进行；较大片剂、大块异物、有锐利边缘的异物禁忌洗胃；烃类如苯、N 己烷、杀虫剂等摄入是洗胃的相对禁忌；少数情况下有严重上气道或上胃肠道异常如狭窄、畸形或新近完成移植等禁忌；呕吐可排出胃内毒物，反复呕吐已排出大量毒物者，洗胃应权衡利弊；其他相对禁忌包括凝血功能障碍、摄入无毒或低毒物质者等。

三、器械准备

洗胃器械包括脉氧仪、心电监护仪、无创血压监测仪、防毒服装、开口器或牙垫、经口气道、呕吐盆、吸引源、吸引管、大注射器（50～100 mL）、清水或生理盐水、球形吸引装置或自动洗胃机、水溶性润滑剂、经口洗胃管、必要的复苏装置和药物。

1. 胃管插入深度估算方法

（1）根据不同身高估算经鼻或经口胃管插入的长度（cm）方法，见图1-1。

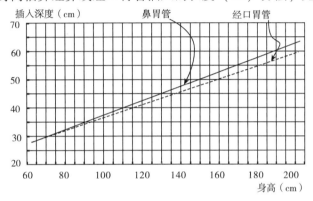

图1-1 身高—胃管插入深度估算图

（2）根据体表标志估算胃管插管深度：①传统也是临床上最常用的估算方法采用图1-2中A的方法，即经鼻插入胃管的深度为"耳垂经鼻翼至剑突的距离"；②或按照图1-2中B的方法，即经鼻插入胃管的深度为"左口角或鼻翼经耳郭至肋缘的距离"；③按照耳垂经剑突至脐的距离来估算。

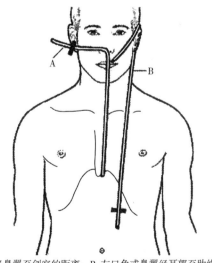

A.耳垂经鼻翼至剑突的距离；B.左口角或鼻翼经耳郭至肋缘的距离

图1-2 体表标志估算胃管插入深度

通常经口插入胃管的深度比经鼻插入胃管更短些，插入深度具体估算方法可参照上述方法，并根据不同患者的实际情况和临床医师个人经验综合确定，不宜完全教条。

2. 胃管选择

成人一般选择法氏 30~50 号胃管，青少年选择法氏 30~34 号胃管，儿童选择法氏 24 号胃管，新生儿和婴儿一般禁忌洗胃或充分权衡利弊后请儿科专家指导处理。值得注意的是，如拟洗出胃内容物，应经口插入大口径胃管，经鼻插入胃管仅适用于向胃内灌溶液或吸出稀薄胃内容物，很难吸出胃内残渣类物质，更不可能吸出未溶解的药片或药丸等。

3. 洗胃液

通常用清水或生理盐水洗胃，但儿童避免使用清水洗胃，否则易导致电解质紊乱。某些特殊物质可能需要特定的洗胃液，如氟化物摄入宜用 15~30 mg/L 的葡萄糖酸钙溶液（可产生不溶性的氟化钙而起解毒作用）；甲醛摄入宜用 10 mg/L 的醋酸铵水溶液；铁剂摄入宜用 2% 的碳酸氢钠生理盐水溶液（可产生碳酸亚铁）；草酸摄入宜用 5~30 g/L 的葡萄糖酸钙溶液（可产生不溶性的草酸钙）；碘摄入宜用 75 g/L 的淀粉溶液等。但无特殊洗胃液时，仍考虑使用清水或生理盐水进行洗胃。

四、操作方法

1. 胃管插入

患者取 Trendelenburg 位（垂头仰卧位），头低 15°~20°，这种体位有利于最大限度地排出胃内容物，仰卧位或侧卧位增加误吸风险。胃管插入和确认方法参见"经鼻胃管插入"。插入胃管后应常规地抽吸有无胃内容物，而后注入 50 mL 气体听诊左上腹部有无吹气音或气过水声，只有完全确认胃管在位后才可以开始洗胃。虽然 X 线是最可靠的确认方法，但由于条件限制，有时无法在洗胃时拍摄 X 线片。另外，插管和洗胃时最好行心电监护、脉氧监测和无创血压监测。

2. 洗胃

灌洗液温度最好与体温相当，但临床上很难做到，灌洗液温度与室温一样是合适的。洗胃前应尽量抽空胃内容物，再向胃内灌入洗胃液。每次最大灌入液量为 300 mL 左右（儿童可按 10~15 mL/kg 计算，最大也不超过 300 mL）。灌入量过大会导致呕吐、误吸，促进胃内容物向下进入十二指肠或空肠，加快毒物进一步吸收。至洗出液澄清、无颗粒物或无明显药物气味方可停止洗胃。洗胃液总量一般需数升，有时需 10 000 mL 或更多。必要时洗胃后可向胃管内灌入活性炭（30 g+240 mL 生理盐水或清水）。

五、并发症

从插胃管开始直至洗胃后 6~8 小时均应监测有无并发症。一般很少发生严重并发症，但如未经认真确认或插管者操作不熟练，并发症的发生风险大大增加。

洗胃相关性并发症包括心律失常、电解质异常、脓胸、食管撕裂或穿孔、胃穿孔、低体温、喉痉挛、鼻或口或咽喉损伤、气胸、误吸、梨状隐窝穿孔、误插入气管内、胃管阻塞等。

为防误吸，洗胃液量不宜过大，通常每次不超过 300 mL。由于经口胃管较粗且弹性差，插管时不应过大用力插入或粗暴插管。一旦发现严重并发症如气管内插管、穿孔等应立即拔管并给予机械通气或请外科专家会诊处理。

（云宝琴）

第五节　导尿术

一、适应证

导尿是临床上最常用的泌尿外科和非泌尿道疾病的诊断和治疗措施之一。其适应证包括：外科手术、急诊和危重患者，常需导尿观察尿量变化；急慢性阻塞性尿潴留或神经性膀胱，需导尿缓解症状；膀胱功能不全者，导尿用作排尿后残余尿量评估；导尿留取非污染尿标本检查作为泌尿系感染的重要诊断手段（多为女性患者）；其他如利用导尿作为逆行性膀胱造影和尿动力学检查的方法。

二、禁忌证

导尿唯一的绝对禁忌证是确定性或疑似下尿道损伤或断裂，主要见于骨盆骨折或盆腔创伤，多表现为会阴部血肿、尿道口出血或前列腺高位骑跨。只有尿道连续性得到确认后，方可进行导尿术，非创伤者镜下或肉眼血尿并非导尿的禁忌证。相对禁忌证如尿道狭窄、近期尿道或膀胱手术、狂躁或不合作等。

三、器械准备

消毒剂如聚维酮碘，水溶性润滑剂如甘油，无菌巾，无菌棉球及纱布，无菌手套，连接管，无菌盐水，10 mL 注射器，尿量计，接尿器（或接尿袋），固定胶带等。

四、导尿管选择

成人常用 Foley-16 或 Foley-18 号导尿管，儿童多用 5~8 号导尿管。尿道狭窄者宜选择较小导尿管，如 Foley-12 或 Foley-14 号，而有血尿者应选择相对较大的导尿管，如 Foley-20 至 Foley-24 号，以免导尿管被血块阻塞。多数导尿管为乳胶管，如条件允许，对乳胶过高敏或过敏者可选用硅胶管，有高危感染风险者，可选用银合金涂层的抗菌导尿管。

五、操作前准备

操作前先向患者作适当解释，消除顾虑，取得其充分合作。患者多取仰卧位或半卧位，双大腿可略外展。男性包茎者应翻开包皮暴露尿道口，清除包皮垢。然后用浸有消毒液的棉球或海绵块消毒，注意在消毒时，应以尿道口为中心向外消毒。消毒后常规铺无菌巾或洞巾，导尿管外涂润滑剂备用。

六、操作方法

（一）男性患者导尿术

术者戴无菌手套，消毒铺巾后，一手握阴茎，使之垂直向上；另一手持带有滑润剂的导尿管，自尿道口插入。导尿管至少插入大部分或见尿液流出，见有尿液自导尿管流出后仍应

— 13 —

继续推入导尿管数厘米，而后将导尿管外端接上接尿袋，用10 mL注射器抽取无菌生理盐水注入球囊管，再将向外牵拉导尿管，直到遇到阻力，固定导尿管于一侧大腿上，完成导尿（图1-3）。

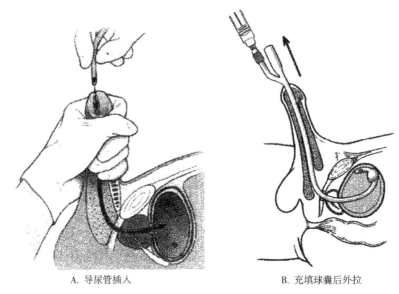

A. 导尿管插入　　　　　　　　　　　B. 充填球囊后外拉

图1-3　男患者导尿管插入方法示意图

有时导尿管插入阻力较大，可能是在前列腺膜部狭窄或尿导尿管硬度较大，致使导管前端阻于前列腺膜部前方的尿道后皱襞处，此时可用手指在前列腺下方轻托尿道或适当旋转导尿管方向，便于导尿管前端顺利进入尿道前列腺部（图1-4）。

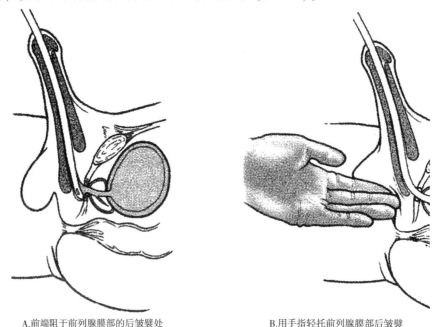

A.前端阻于前列腺膜部的后皱襞处　　　　　B.用手指轻托前列腺膜部后皱襞

图1-4　男患者导尿管插入遇阻解决方法示意图

（二）女患者导尿术

患者取仰卧位，双大腿略向外展或呈膀胱截石位，用手指撑开阴唇后自尿道口向周围消毒并常规铺无菌巾。术者用一手拇指、示指分别撑开两侧小阴唇，另一手持导尿管自尿道口插入导尿管（图1-5），见尿液自导尿管外流时，继续向内插入导尿管数厘米，用注射器抽取10 mL无菌生理盐水，向球囊导管内注入生理盐水，而后向外牵拉导尿管，直到遇到阻力即可，而后固定导尿管于一侧大腿根部即完成导尿。

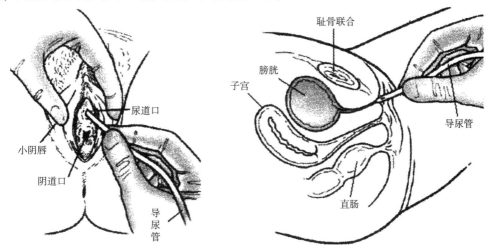

拇、示指分别撑开两侧小阴唇，自尿道口插入导尿管

图1-5 女性导尿方法示意图

七、并发症

导尿的主要并发症包括造成假通道，尿道穿孔、出血、感染。尿道炎是最常见的并发症，发生率达3%～10%，特别多见于尿道狭窄或前列腺肥大者，主要是无症状性菌尿；附睾炎、膀胱炎和肾盂肾炎是少见并发症，多见于长期留置导尿管并发感染者。减少感染的最有效方法是尽可能减少导尿管的留置时间，严格无菌操作。导尿者无须常规预防性使用抗生素，但感染高危风险者，如免疫功能受抑、经尿道前列腺切除术、肾移植等，需要预防性使用抗生素。医源性创伤可导致尿道狭窄、出血和血尿，少量出血大多是自限性的，无须特殊处理，但出血较多者，应给予止血药如巴曲酶1 KU肌内注射或静脉注射，凝血功能障碍者应处理原发病。包茎者导尿后包皮未复原易致包皮嵌顿。

（周靓利）

第二章

呼吸系统疾病护理

第一节　肺炎

肺炎是指终末气道、肺泡和肺间质的炎症，可由病原微生物、理化因素、免疫损伤、过敏及药物所致，是呼吸系统的常见疾病，任何季节都会发病，但冬季和早春多见，任何年龄均有可能被感染。在我国，发病率及病死率高，尤其是老年人或免疫功能低下者，在各种致死病因中居第五位。随着抗生素的应用和发展，肺炎病死率明显下降，但是，老年人及免疫功能低下者并发肺炎时，其病死率仍较高。临床表现主要有发热、咳嗽、咳痰和呼吸困难等，肺部 X 线检查可见炎性浸润阴影。肺炎预后良好，可以恢复其原来的结构和功能。

一、肺炎链球菌肺炎

肺炎链球菌肺炎是由肺炎链球菌所引起的肺实质的炎症，为最常见的细菌性肺炎，约占社区获得性肺炎的半数。本病以冬季与初春为高发季节，多发生于原先健康的青壮年男性，老年或婴幼儿呼吸道免疫功能受损或有慢性基础疾病等均易遭受肺炎链球菌侵袭。临床起病急骤，患者有寒战、高热、胸痛、咳嗽和咳血痰等症状。近年来因抗生素及时广泛应用，发病率逐渐下降，不典型病例较前增多。

1. 护理评估

（1）健康史：询问患者发病情况，有无受凉淋雨、过度疲劳、醉酒，是否年老体弱、长期卧床、意识不清、吞咽和咳嗽反射障碍、患慢性或重症疾病；是否长期使用糖皮质激素或免疫抑制剂、接受机械通气及大手术等；了解患者既往的健康状况，起病前是否存在使机体抵抗力下降、呼吸道防御功能受损的因素。

（2）身体状况。

1）症状：典型表现为起病急骤，畏寒、高热，全身肌肉酸痛，体温通常在数小时内升至 39~40 ℃，呈稽留热型。患侧胸痛，可放射至肩部或腹部，咳嗽或深呼吸时加剧。咳嗽，咳痰，痰中带血，典型者咳铁锈色痰。当病变范围广泛时，引起呼吸功能受损，表现为呼吸困难、发绀等。

2）体征：患者呈急性病容，面颊绯红，鼻翼扇动，皮肤灼热、干燥，口角及鼻甲周围可出现单纯疱疹。早期肺部无明显异常体征。肺实变时，触觉语颤增强，叩诊浊音，听诊闻及支气管呼吸音，消散期可闻及湿啰音。严重者有发绀，心率过速或心律不齐。

（3）心理—社会状况：由于肺炎起病多急骤，短期内病情严重，加之高热和全身中毒症状明显，患者及家属常有焦虑不安。当出现较严重的并发症时，患者会出现忧虑和恐惧。

（4）辅助检查。

1）血常规检查：除年老体弱、酗酒、免疫功能低下者白细胞计数可不增高外，其余白细胞计数升高，中性粒细胞占比多在80%以上，伴核左移。

2）痰液检查：痰涂片发现典型的革兰染色阳性，带荚膜的双球菌或链球菌。

3）胸部X线检查：早期仅见肺纹理增多，随着病情进展，表现为大片炎性浸润阴影或实变影，在消散期，X线显示炎性浸润逐渐吸收，可有片状区域吸收较快，呈现"假空洞"征。

2. 治疗要点

（1）早期应用抗生素治疗：首选青霉素G，滴注时每次尽可能在1小时内滴完，以达到有效的血药浓度。青霉素过敏者，可选用红霉素、头孢菌素等。

（2）抗生素治疗时应给予支持治疗及对症治疗，如卧床休息，保证热量、维生素及蛋白质的摄入量，纠正脱水，维持水、电解质平衡。

（3）有感染性休克时对症处理。

二、肺炎支原体肺炎

肺炎支原体肺炎是由肺炎支原体引起的呼吸道和肺部的急性炎症改变。本病约占非细菌性肺炎的1/3以上或各种原因引起肺炎的10%。常于秋冬季节发病。患者以儿童和青年人居多，婴儿有间质性肺炎时应考虑支原体肺炎的可能性。本病经有效治疗多在2~4周内痊愈，有严重并发症者可使病程迁延。

1. 护理评估

（1）健康史：起病通常缓慢，发病前常有鼻炎、咽炎等前驱症状。

（2）身体状况。

1）症状：有咽痛、咳嗽、畏寒、发热、头痛、乏力、肌痛等症状。咳嗽多为阵发性刺激性呛咳，咳少量黏液，发热可持续2~3周，体温恢复正常后可能仍有咳嗽。

2）体征：肺部体征多不明显，一般无肺实变体征，可有局限性呼吸音减低及少量干、湿啰音。

（3）心理—社会状况：患者对本病的病因及预防知识缺乏，常因剧烈的咳嗽而烦躁不安、焦虑。

（4）辅助检查：血常规白细胞总数正常或稍增高，以中性粒细胞为主；可有红细胞沉降率增快；血清学检查是确诊肺炎支原体感染最常用的检测手段；X线表现无特征性。

2. 治疗要点

（1）早期使用适当的抗生素可以减轻症状，缩短疗程至7~10日。肺炎支原体肺炎可在3~4周自行消散。

（2）治疗首选药物为大环内酯类抗生素，红霉素静脉滴注速度不宜过快、浓度不宜过高，以免引起疼痛及静脉炎。用药疗程不少于10日。青霉素或头孢菌素类抗生素无效。

（3）对剧烈呛咳者，应适当给予镇咳药。

三、军团菌肺炎

军团菌肺炎是由革兰染色阴性嗜肺军团杆菌引起的一种以肺炎为主的全身性疾病，又称军团病，1976 年被确认。该菌存在于水和土壤中，常经供水系统、空调和雾化吸入而被吸入，引起呼吸道感染，可呈小的暴发流行，夏季与初秋为多发季节，常多见老年人、患有慢性病或免疫功能受损者。

1. 护理评估

（1）健康史：一般起病缓慢，也可经 2~10 日潜伏期后突然发病。老年人或原有慢性疾病、血液病、恶性肿瘤、艾滋病或接受免疫抑制剂致免疫功能低下者易患本病。

（2）身体状况。

1）症状：开始有倦怠、乏力和低热，1~2 日后出现高热、寒战、肌痛、头痛。呼吸道症状为咳嗽、痰少而黏稠，痰可带血，一般不呈脓性。可伴胸痛，进行性呼吸困难；消化道症状为恶心、呕吐和水样腹泻；严重者有焦虑、感觉迟钝、定向障碍、谵妄等神经精神症状，并可出现呼吸衰竭、休克和肾功能损害。

2）体征：20% 的患者可有相对缓脉，肺实变体征，两肺散在干、湿啰音，心率加快，有胸膜摩擦音。

（3）心理—社会状况：本病起病急骤，短期内病情严重，患者常因疾病来势凶猛而烦躁不安、焦虑。

（4）辅助检查：血白细胞计数多超过 $10×10^9/L$，中性粒细胞核左移，红细胞沉降率快。动脉血气分析可提示低氧血症。支气管抽吸物、胸腔积液、支气管肺泡灌洗液做革兰染色可以查见细胞内的军团杆菌。

2. 治疗要点

（1）首选红霉素，用药 2~3 周，必要时可加利福平或多西环素，疗程 3 周以上，否则易复发。

（2）氨基糖苷类和青霉素、头孢菌素类抗生素对本病无效。

四、传染性非典型肺炎

传染性非典型肺炎是由 SARS 冠状病毒引起的具有明显传染性、可累及多个脏器及系统的特殊肺炎，世界卫生组织（WHO）将其命名为严重急性呼吸综合征（SARS）。主要临床特征为急性起病、发热、干咳、呼吸困难，白细胞不升高或降低，肺部阴影及抗生素治疗无效。本病依据报告病例计算的平均死亡率达 9.3%。人群普遍易感，呈家庭和医院聚集性发病，多见于青壮年，儿童感染率较低。

1. 护理评估

（1）健康史：询问患者接触史、家族史、个人史及既往健康情况，有无与 SARS 患者密切接触（指与 SARS 患者共同生活，照顾 SARS 患者或曾经接触 SARS 患者的排泄物，特别是气道分泌物），特别询问是否到过收治 SARS 患者的医院和场所等不知情接触史。是否到过 SARS 流行地区，家族中有无相同患者，了解病程经过以及诊治情况，患者近期活动范围等。其潜伏期为 2~10 日。

（2）身体状况。

1）症状：起病急骤，发热，体温常大于 38 ℃，有寒战、咳嗽、少痰，偶有血丝痰、心悸、气促，甚至呼吸窘迫；伴有肌肉酸痛、头痛、关节痛、乏力和腹泻。患者多无上呼吸道卡他症状。

2）体征：肺部体征多不明显，部分患者可闻及少许湿啰音或有肺实变体征。

（3）心理—社会状况：评估患者因患病以及隔离治疗是否表现有焦虑、忧郁、恐惧、悲观、自卑、孤独等心理反应，评估家庭成员对患者的态度、关心程度、照顾方式、患者的经济状况等。

（4）辅助检查。

1）血液检查：血白细胞计数不升高或降低，常有淋巴细胞减少，血小板降低。部分患者血清转氨酶、乳酸脱氢酶等升高。

2）病原学检查：早起用鼻咽部冲洗或吸引物，血、尿、便等标本进行病毒分离和聚合酶链反应（PCR）。平行检测进展期和恢复期双份血清 SARS 病毒特异性 IgM、IgG 抗体，抗体阳转或 4 倍以上升高，具有病原学诊断意义。

3）胸部 X 线检查：早期无异常，1 周内逐渐出现肺纹理粗乱的间质性改变、斑片状或片状渗出影，典型的改变为磨玻璃影及肺实变影。经 2~3 日波及一侧肺野或两肺，约半数波及双肺。病灶多在中下叶肺呈外周分布。

2. 治疗要点

以对症治疗为主，卧床休息，加强营养支持和器官功能保护，酌情静脉输液及吸氧，注意消毒隔离，预防交叉感染；已明确并发细菌感染者，及时选用敏感的抗生素；给予抗病毒药物，如利巴韦林、阿昔洛韦等，发病早期给予奥司他韦有助于减轻发病和症状；重症患者酌情使用糖皮质激素，密切注意其不良反应和 SARS 并发症。出现低氧血症的患者，使用无创机械通气，持续用至病情缓解，效果不佳或出现 ARDS，及时进行有创机械通气治疗。出现休克或多器官功能障碍综合征，应给予相应治疗。

五、护理措施

1. 环境

室内阳光充足、空气新鲜，每日定时通风，保持适宜的温湿度。病房环境保持整齐、清洁、安静和舒适，并适当限制探视。

2. 休息

急性期卧床休息，尤其对于体温尚未恢复的患者，卧床休息可以减少组织耗氧量，利于机体组织的修复。卧床休息时，协助患者取半卧位，可增强肺通气量，减轻呼吸困难。应尽量将治疗、检查与护理操作集中进行，避开患者的睡眠和进餐时间，确保患者得到充分的休息。

3. 饮食

高热时，应及时补充营养和水分，给予高热量、高蛋白、高维生素、易消化的流食或半流食。鼓励患者多饮水，每日饮水量在 2 000 mL 以上。高热、暂不能进食者需静脉补液，滴速不宜过快，以免引起肺水肿。有明显麻痹性肠梗阻或胃扩张时，应暂时禁食、禁水，给予胃肠减压，直至肠蠕动恢复。

4. 病情观察

（1）意识状态：肺炎患者若出现烦躁不安或反应迟钝等精神症状时，须警惕休克的发生。

（2）脉搏：脉搏的强度和频率是观察休克症状的重要依据。脉搏快而弱后往往出现血压下降；脉搏细弱不规则或不能触及，表示血容量不足或心力衰竭。

（3）呼吸：休克患者呼吸浅促，若呼吸深而快常提示代谢性酸中毒。

（4）血压及脉压：早期血压下降，若在 10.6/6.7 kPa（80/50 mmHg）以下，脉压差小，提示严重感染引起毛细血管通透性增加，周围循环阻力增加，心排量减少，有效血容量不足，病情严重。

（5）尿量：是观测休克期病情变化的重要指标，休克严重时常发生尿量减少或无尿。监测每小时尿量和尿比重，准确记录 24 小时出入量。

（6）皮肤、黏膜色泽及温湿度：反映皮肤血液灌注情况，如面、唇、甲床苍白和四肢厥冷，提示血液灌注不足。

（7）痰液：观察痰液的量、颜色和气味。如肺炎链球菌肺炎呈铁锈色痰，克雷伯杆菌肺炎典型痰液为砖红色胶冻状，厌氧菌感染者痰液多有恶臭味等。

（8）监测血白细胞计数和分类计数、动脉血气分析结果。

5. 高热护理

具体措施如下。

（1）寒战时注意保暖，及时添加被褥，使用热水袋时防止烫伤，一般寒战可持续半小时左右，此期禁止物理降温。

（2）高热时，应给予物理降温，如酒精擦浴、冰袋、冰帽等方法，物理降温的同时，要注意保暖，如足底部置热水袋保暖。高热持续不退者，遵医嘱给予解热镇痛药物。

（3）大量出汗者应及时更换衣服和被褥，协助擦汗，避免着凉，并注意保持皮肤的清洁干燥。

（4）做好口腔护理：高热使唾液分泌减少，口腔黏膜干燥，同时机体抵抗力下降，易引起口唇干裂、口唇疱疹、口腔炎症及溃疡。因此，应做好口腔护理，协助患者漱口或用漱口液清洁口腔，口唇干裂可涂润滑油保护。

（5）卧床休息，以减轻头痛、乏力、肌肉酸痛症状。

（6）高热伴烦躁不安者，应注意安全护理，防止摔伤，必要时应用约束带。

6. 保持呼吸道通畅

指导患者进行有效咳嗽，协助排痰，采取翻身、拍背、雾化吸入等措施。对痰量较多且不易咳出者，遵医嘱应用祛痰剂。协助患者取半卧位休息，以增强肺通气量，减轻呼吸困难。有气急发绀者，应给予氧气吸入，流量为 2~4L/min。

7. 缓解胸痛

胸痛患者应采取患侧卧位，也可在呼气状态下用宽胶布固定胸廓，降低呼吸幅度而减轻痛苦，必要时遵医嘱给予止痛药。早期干咳而胸痛明显者，遵医嘱使用镇咳剂治疗以减轻疼痛。

8. 休克型肺炎的观察和护理

（1）将患者安置在监护室，专人护理：取抬高头胸部约 20°，抬高下肢约 30° 的仰卧中凹位，以利于呼吸和静脉血回流，增加心排出量。尽量减少搬动，并注意保暖。

（2）迅速建立两条静脉通道，遵医嘱给予扩充血容量、纠正酸中毒、应用血管活性药物和糖皮质激素等抗休克治疗及应用抗生素抗感染治疗，恢复正常组织灌注，改善微循环功能。

1）扩充血容量：扩容是抗休克的最基本措施。一般先输低分子右旋糖酐，以迅速扩充血容量、降低血黏稠度、防止弥散性血管内凝血（DIC）的发生；继之输入 5% 葡萄糖盐水、复方氯化钠溶液、葡萄糖注射液等。输液速度应先快后慢，输液量宜先多后少，可在中心静脉压的监测下决定补液的量和速度。扩容治疗要求达到比较理想的效果，收缩压大于 90 mmHg（12.0 kPa），脉压大于 30 mmHg（4.0 kPa）。中心静脉压不超过 0.98 kPa；尿量多于 30 mL/h；脉率少于 100 次/分；患者口唇红润、肢端温暖。

2）纠正酸中毒：常用 5% 碳酸氢钠溶液静脉滴注。纠正酸中毒可以增强心肌收缩力，改善微循环。

3）应用血管活性药物：在补充血容量和纠正酸中毒后，末梢循环仍无改善时可应用血管活性药物，如多巴胺、酚妥拉明、间羟胺等。血管活性药物应由单独一路静脉输入，并随时根据血压的变化来调整滴速。滴注多巴胺时，要注意药液不得外渗至组织中，以免引起局部组织的缺血坏死。

4）抗感染治疗：应早期使用足量有效的抗生素，重症患者常需联合用药并经静脉给药。用药过程中，要注意观察疗效和不良反应，发现异常及时报告并处理。

5）应用糖皮质激素：病情严重，经上述药物治疗仍不能控制者，可使用糖皮质激素，以解除血管痉挛，改善微循环，稳定溶酶体膜，以防酶的释放，从而达到抗休克的作用。常用氢化可的松、地塞米松加入葡萄糖注射液中静脉滴注。

9. 心理护理

以通俗易懂的语言耐心讲解疾病的知识，各种检查、治疗和护理的目的。特别是休克型肺炎患者，及时与患者及其家属进行沟通，减轻其心理负担，使患者能够积极配合治疗。

六、健康教育

1. 对疾病相关知识的宣教

讲解肺炎的病因和诱因，指导患者避免受凉、淋雨、吸烟、酗酒和防止过度疲劳。有皮肤痈、疖、伤口感染、毛囊炎、蜂窝织炎时及时治疗，尤其是免疫功能低下者和慢性支气管炎、支气管扩张者。

2. 自我护理与疾病监测的指导

慢性病、年老体弱、长期卧床者，应注意经常改变体位、翻身、拍背，咳出气道痰液，有感染征象时及时就诊。

3. 饮食与活动的指导

增加营养的摄入，保证充足的休息时间，劳逸结合，生活有规律性。积极参加体育锻炼，增强体质，防止感冒。

4. 用药的指导

指导患者遵医嘱按时服药，了解肺炎治疗药物的疗效、用法、疗程、不良反应，不要自行停药或减量，定期随访。

（高慧敏）

第二节 原发性支气管肺癌

原发性支气管肺癌简称肺癌，是最常见的肺部原发性恶性肿瘤，肿瘤细胞源于支气管黏膜或腺体，常伴有区域性淋巴结和血行转移，早期常有刺激性干咳和痰中带血等呼吸道症状，病情进展速度与细胞的生物特性有关。

肺癌为当今世界各地最常见的恶性肿瘤之一，是一种严重威胁人民健康和生命的疾病，也是一种典型的与环境因素及生活方式有关的疾病。半个世纪以来，世界各国肺癌的发病率和死亡率有逐年上升趋势。2021 年全世界死于恶性肿瘤的 996 万人中，肺癌所占比率居第一位。英国著名肿瘤学家 R. Peto 预言：如果我国不及时控制吸烟和空气污染，到 2025 年我国每年肺癌人数将超过 100 万，成为世界第一肺癌大国。

一、病因及发病机制

肺癌的病因及发病机制尚未明确。一般认为其发病与下列因素有关。

1. 吸烟

已经公认是肺癌的重要危险因素。纸烟中含有各种致癌物质，其中苯并芘为致癌的主要物质。国内的调查显示 80%~90% 的男性肺癌与吸烟有关，女性肺癌 19.3%~40% 与吸烟有关。吸烟者肺癌死亡率比不吸烟者高 10~13 倍。另外，被动吸烟也容易导致肺癌。吸烟量越多，吸烟年限越长，开始吸烟年龄越早，肺癌的发生率和死亡率越高。戒烟使患肺癌的危险性随戒烟年份的延长而逐渐降低，戒烟持续 15 年才与不吸烟者相近。

2. 职业致癌因子

已被确认的职业致癌因子有石棉、无机砷化合物、二氯甲醚、铬、镍、氡及氡子体、芥子体、氯乙烯、煤烟、焦油和石油中的多环芳烃、烟草的加热产物等。研究表明，约 15% 的美国男性肺癌和 5% 的女性肺癌与职业因素有关。石棉吸入与吸烟有协同致癌作用。

3. 空气污染

空气污染包括室内小环境和室外大环境污染，如室内被动吸烟、烧煤烹调或取暖中可能产生的致癌物是女性肺癌的高危因素。城市中汽车废气、工业废气、公路及房屋建筑中的沥青等都使大气受到污染。肺癌发病率或死亡率在许多国家城乡有显著差别。有统计资料显示，城市肺癌发病率明显高于农村，大城市高于中、小城市。

4. 电离辐射

肺是对放射线敏感的器官之一。大剂量电离辐射可引起肺癌，辐射的不同射线产生的效应也不同。

5. 饮食与营养

营养与肺癌的关系已引起广泛的重视。动物实验证明，维生素 A 及其衍生物 β 胡萝卜素能够抑制化学致癌物诱发的肿瘤。食物中天然维生素 A 类、β 胡萝卜素的摄入量与十几年后癌症的发生呈负相关，其中最突出的是肺癌。

6. 其他

结核被美国癌症学会列为肺癌的发病因素之一。有结核病者患肺癌的危险性是正常人群的 10 倍，其组织学类型主要是腺癌。此外，病毒感染、真菌毒素（黄曲霉）、机体免疫功能低下、内分泌失调以及家庭遗传等因素，对肺癌的发生可能也起一定的作用。

二、分类

1. 按解剖部位分类

分为中央型肺癌和周围型肺癌，前者指发生在段支气管至主支气管的癌肿，后者指发生在段支气管以下的癌肿。

2. 按组织病理分类

分为非小组胞肺癌和小细胞肺癌。非小细胞肺癌包括鳞状上皮细胞癌（简称鳞癌）、腺癌、大细胞癌、腺鳞癌、类癌、支气管腺体癌等，小细胞肺癌包括燕麦细胞型、中间细胞型、复合燕麦细胞型。小细胞肺癌细胞浆内可含有神经内分泌颗粒，具有内分泌和化学受体功能，能分泌 5-羟色胺、儿茶酚胺等肽类物质，可引起类癌综合征。

三、临床表现

肺癌的临床表现与肿瘤发生部位、大小、类型、发展阶段、有无并发症或转移有密切关系。有 5%~15% 的患者于发现肺癌时无症状。

（一）原发肿瘤引起的症状及体征

1. 咳嗽

为最常见的早期症状，可表现为刺激性干咳或咳少量黏液痰。有时咳嗽时可闻及高调金属音，提示肿瘤已引起支气管狭窄。当继发感染时，痰量增多，呈黏液脓性。

2. 咯血

多见于中央型肺癌，早期多为痰中带血或间断血痰，大血管受侵犯时，可引起大咯血。部分患者以咯血为首发症状。

3. 喘鸣

因肿瘤引起支气管部分阻塞，可出现局限性喘鸣音。

4. 胸闷、气短

肿瘤导致支气管狭窄；发生肺门淋巴结转移，肿大的淋巴结压迫主支气管或隆突；转移至胸膜及心包，引起大量胸腔积液和心包积液，发生上腔静脉阻塞、膈肌麻痹及肺部广泛受累时，均可引起胸闷、气短。

5. 体重下降

消瘦为恶性肿瘤的常见症状之一。肿瘤发展到晚期，由于肿瘤毒素、长期消耗、感染及疼痛等原因，患者表现为恶液质，消瘦明显。

6. 发热

肿瘤坏死引起发热，更多见的是因继发性肺炎所致，抗生素治疗效果差。

（二）肿瘤局部扩散引起的症状及体征

1. 胸痛

因肿瘤直接侵犯胸膜、肋骨和胸壁，引起不同程度的胸痛。若肿瘤位于胸膜附近，可产生不规则的钝痛或隐痛，于呼吸或咳嗽时加重。如发生肋骨、胸椎、胸壁的转移，则有与呼吸及咳嗽无关的对应部位压痛。

2. 呼吸困难

因肿瘤压迫大气道引起呼吸困难。

3. 咽下困难

因肿瘤侵犯或压迫食管引起咽下困难，也可引起支气管—食管瘘，继发肺部感染。

4. 声音嘶哑

因肿瘤直接压迫或转移致纵隔淋巴结压迫喉返神经（多见左侧）可引起声音嘶哑。

5. 上腔静脉阻塞综合征

因肿瘤侵犯纵隔压迫上腔静脉，使上腔静脉回流受阻，产生头面部、颈部、上肢水肿以及胸前部瘀血和静脉曲张，称上腔静脉阻塞综合征，可引起头痛、头晕或眩晕。

6. Horner 综合征

位于肺尖部的肺癌称肺上沟癌。若压迫颈部交感神经，引起病侧眼睑下垂、瞳孔缩小、眼球内陷、同侧额部与胸壁无汗或少汗，称 Horner 综合征；若压迫臂丛神经可出现以腋下为主、向上肢内侧放射的火灼样疼痛，在夜间尤甚。

（三）肺外转移引起的症状及体征

1. 中枢神经系统转移

表现为颅内高压的症状及局限性症状和体征，如头痛、呕吐、眩晕、复视、共济失调、脑神经麻痹、一侧肢体无力甚至偏瘫等。

2. 骨转移

特别是转移至肋骨、脊椎、骨盆时，可有局部疼痛和压痛。

3. 肝转移

表现为厌食、肝区疼痛、肝肿大、黄疸和腹腔积液等。

4. 淋巴结转移

锁骨上淋巴结是肺癌转移的常见部位，可以无明显症状。典型的淋巴结转移多位于前斜角肌区，固定而坚硬，逐渐增大、增多，可以融合，多无痛感。淋巴结大小不一定反映病程的早晚。

（四）癌作用于其他系统引起的肺外表现

此类肺外表现包括内分泌、神经肌肉、结缔组织、血液系统和血管的异常改变，又称副癌综合征，表现如下。

1. 肥大性肺性骨关节病

多侵犯上、下肢长骨远端，发生杵状指（趾）和肥大性骨关节病。切除肺癌后症状可减轻或消失，肿瘤复发又可出现。

2. 异位内分泌

如分泌促肾上腺皮质激素样物，引起 Cushing 综合征；分泌促性腺激素引起男性乳房发育；分泌抗利尿激素引起稀释性低钠血症，出现食欲下降、恶心、呕吐等水中毒症状；肺癌骨转移致骨骼破坏或分泌异生性甲状旁腺样激素，导致高钙血症。

3. 神经—肌肉综合征

包括小脑皮质变性、脊髓小脑变性、周围神经病变、重症肌无力和肌病等。这些症状与肿瘤的部位和有无转移无关，与是否手术无关，可以与肿瘤同时发生，也可发生于肿瘤出现前数年。

4. 类癌综合征

是由燕麦细胞癌和腺癌因分泌 5-羟色胺过多引起，表现为喘鸣或类似哮喘样呼吸困难、阵发性心动过速、水样腹泻、皮肤潮红等。

5. 其他

如黑色棘皮症、皮肌炎、硬皮症、栓塞性静脉炎、非细菌性栓塞性心内膜炎、血小板减少性紫癜等。

四、治疗

肺癌的治疗是根据患者的机体状况，肿瘤的病理类型、侵犯的范围和发展趋向，合理、有计划地应用现有的治疗手段，以期较大幅度地提高治愈率和患者的生活质量。

肺癌综合治疗的原则如下：①小细胞肺癌。以化疗为主，辅以手术和（或）放疗；②非小细胞肺癌。早期患者以手术治疗为主，可切除的局部晚期患者采取新辅助化疗+手术治疗+放疗；不可切除的局部晚期患者采取化疗与放疗联合治疗；远处转移的晚期患者以姑息治疗为主。

1. 手术治疗

肺功能是评估患者能否耐受手术治疗的重要因素。若用力肺活量超过 2 L，且第 1 秒用力呼气容积（FEV_1）占用力肺活量的 50% 以上，可考虑手术治疗。当今手术治疗的新进展是扩大手术治疗适应证、缩小手术切除范围以及气管隆嵴成形术。

2. 化学药物治疗（简称化疗）

对小细胞肺癌治疗的效果显著，是其主要治疗方法。常用的化疗药物有依托泊苷（VP-16，足叶乙苷）、顺铂（DDP）、卡铂（CBP）、环磷酰胺（CTX）、阿霉素（ADM）、长春新碱（VCR）、异环磷酰胺（IFO）、去甲长春碱（NVB）、吉西他滨（GEM）、紫杉醇（TXL）、丝裂霉素（MMC）、长春地辛（VDS）等。

3. 放射治疗（简称放疗）

射线对癌细胞有杀伤作用，癌细胞受照射后，射线可以直接作用于脱氧核糖核酸（DNA）分子引起断裂；射线引起的电离物质又可使癌细胞发生变性，被吞噬细胞吞噬，最后被成纤维细胞代替。放疗可分为根治性和姑息性放疗两种。对小细胞肺癌效果最好，其次为鳞癌和腺癌。放疗对控制骨转移性疼痛、脊髓压迫、上腔静脉阻塞综合征、支气管阻塞及脑转移引起的症状有较好的疗效。对全身情况太差，有严重心、肺、肝、肾功能不全者应列为禁忌。

4. 生物反应调节剂（BRM）

作为辅助治疗，借助其刺激机体产生抵抗力以减缓癌细胞的扩散，增加机体对化疗、放疗的耐受性，提高疗效。如小剂量干扰素间歇疗法治疗小细胞肺癌。其他如转移因子、左旋咪唑、集落刺激因子（CSF）等均有一定疗效。

5. 其他治疗

如中医治疗、冷冻治疗、支气管动脉灌注及栓塞治疗、经纤维支气管镜电刀切割癌体或行激光治疗，以及经纤维支气管镜引导腔内置入放疗源作近距离照射等，对缓解患者的症状和控制肿瘤的发展有较好效果。

五、护理措施

（一）一般护理

1. 休息和体位

保持环境安静，采取舒适的体位，保证患者充分休息，避免病情加重。根据病情采取适当的体位，如疼痛明显者告知患者尽量不要突然扭曲或转动身体。小心搬动患者，滚动式平缓地给患者变换体位，避免拖、拉动作。必要时，寻求协助，支撑患者各肢体，防止用力不当引起病变部位疼痛。胸痛而影响呼吸者，可用绷带或宽胶布于患者呼气末紧贴在患侧胸部，限制胸廓活动度。指导并协助胸痛患者用手或枕头保护胸部，以减轻深呼吸、咳嗽或变换体位所引起的胸痛。

2. 营养护理

（1）评估。评估患者的饮食习惯、营养状态和饮食摄入情况等，以制订合理的饮食计划。

（2）饮食护理。①制订饮食计划。向患者及家属宣传增加营养与疾病康复及保持健康的关系，共同制订既适合患者饮食习惯，又有利于疾病康复的饮食计划。一般给予高蛋白、高热量、高维生素、易消化的食物。②食物准备。尽量选用患者喜欢吃的食物，动、植物蛋白应合理搭配，如蛋、鸡肉、大豆等，也可多加些甜食。避免产气食物，如地瓜、韭菜等。并注意调配好食物的色、香、味，以增加食欲。③增进食欲。可采用的措施有，餐前休息片刻；做好口腔护理；创造清洁、舒适、愉快的进餐环境；尽可能安排患者与他人共同进餐；少量多餐；避开煮食所产生的气味等影响患者心情，增加食欲。④帮助进餐。有吞咽困难者应给予流质饮食，进食宜慢，取半卧位以免发生吸入性肺炎或呛咳，甚至窒息。因化疗而引起严重胃肠道反应而影响进食者，应根据情况做相应处理。病情危重者应采取喂食、鼻饲或静脉输入脂肪乳剂、复方氨基酸和含电解质的液体等。

（3）其他支持疗法。必要时酌情输血、血浆或白蛋白等，以减少胸腔积液的产生，纠正低蛋白血症，增强机体抗病能力。

（二）病情观察

监测患者体温、脉搏、呼吸、血压等生命体征的变化。注意观察患者常见症状，如胸痛、呼吸困难、咽下困难、声音嘶哑等的动态变化。注意是否有肿瘤转移症状，如头痛、呕吐、眩晕、颅内压升高等中枢神经系统症状和骨骼局部疼痛、压痛。监测体重、尿量、血白蛋白及血红蛋白等。严密观察是否有化疗、放疗的不良反应，如恶心、呕吐、脱发、口腔溃疡、皮肤干燥等。同时注意手术患者的观察和护理。

（三）疼痛护理

1. 评估疼痛

评估疼痛时应注意以下事项。①胸痛的部位、性质和程度等，以及各种止痛方法的效果。评估疼痛可用各种量表，如可用 0~10 数字评估量表来描述疼痛，0 代表无疼痛，1~4 级为轻微疼痛（如不适、重物压迫感、钝性疼痛、炎性痛）；5~6 级为中度疼痛（如跳痛和痉挛、烧灼感、挤压感和刺痛、触痛和压痛）；7~9 级为严重疼痛（如妨碍正常活动）；10 级为剧烈疼痛（无法控制）。②注意观察疼痛加重或减轻的因素；疼痛持续、缓解或再发的时间。③影响患者表达疼痛的因素，如性别、年龄、文化背景、教育程度、性格等。

2. 避免加重疼痛的因素

预防上呼吸道感染，尽量避免咳嗽，必要时给予止咳剂。保持大便通畅，两日以上未解大便应采取有效措施。指导患者进行有效的呼吸方法，如腹式呼吸、缩唇呼吸等，以减少呼吸给患者带来的疼痛。

3. 控制疼痛

（1）药物止痛：使用止痛药物一定要在明确医疗诊断后，遵医嘱给药，以免因止痛影响病情观察和诊断而延误治疗。癌痛的处理原则为：①尽量口服给药；②按时给药。即3~6小时给药一次，而不是只在疼痛时给药；③按阶梯给药；④用药应个体化。止痛药剂量应当根据患者的需要由小到大直至患者疼痛消失为止，而不应对药量限制过严，导致用药不足。主要药物有：①非麻醉性镇痛药（阿司匹林、吲哚美辛、对乙酰氨基酚等）；②弱麻醉性镇痛药（可待因、布桂嗪等）；③强麻醉性镇痛药（吗啡、哌替啶等）；④辅助性镇痛药（地西泮、异丙嗪、氯丙嗪等）。

给药时应遵循 WHO 推荐的用药原则，即选用镇痛药必须从弱到强，先以非麻醉药为主，当其不能控制疼痛时依次加用弱麻醉性及强麻醉性镇痛药，并配以辅助用药，采取复合用药的方式达到镇痛效果。

（2）患者自控镇痛（PCA）：该方法是用计算机化的注射泵，经由静脉、皮下或椎管内连续性输注止痛药，并且患者可自行间歇性给药。

不能口服或口含用药的患者，最合适的给药途径是皮下或静脉连续给药。现有多种超小型药泵，将其蝴蝶针置于皮下或中心静脉管内以保证持续不断地给药。这种给药方法需要2~7日更换一次针头。

（四）皮肤护理

1. 皮肤评估

评估化疗、放疗后皮肤变化，如化疗后是否有皮肤干燥、色素沉着、脱发和甲床变形；放疗照射部位是否出现红斑、表皮脱屑、瘙痒感等；骨突处有无红、肿、破损等，同时应注意动态监测。

2. 化疗后皮肤的护理

由于化疗药物的毒性作用使皮肤干燥、色素沉着、脱发和甲床变形者，应做好解释和安慰，向患者说明停药后毛发可再生，以消除其思想顾虑。

3. 放疗照射部位皮肤的护理

放疗时协助患者取舒适体位，嘱其不要随便移动，以免损伤其他部位皮肤。放疗后照射部位皮肤应注意：①保持照射部位的干燥，切勿擦去照射部位的标记；②照射部位只能用清水洗，不可用肥皂等刺激性洗液，而且要轻轻拍干，不要用力擦干；③在治疗过程中或治疗后，照射部位不可热敷，避免直接阳光照射或吹冷风；④除非是放射科医师的医嘱，否则不可在放射部位擦任何药粉、乳液、油膏，同时局部禁涂凡士林等难以清洗的软膏、红汞、乙醇或碘酊等，忌贴胶布；⑤患者宜穿宽松柔软的衣服，避免摩擦或擦伤皮肤。

4. 受压部位皮肤的护理

长期卧床者采取有效措施，防止压疮形成。

（五）用药护理

1. 化疗药物护理

应用化疗后，应评估机体对化疗药物是否产生毒性反应，做好动态观察并采取有效保护措施。除注意骨髓抑制反应和消化道反应的护理外，化疗时还要注意保护和合理使用静脉血管，同时做好口腔护理。

2. 止痛药物护理

按医嘱用药，用药期间取得患者及家属的配合，以确定维持有效止痛作用的药物和最佳剂量。应用止痛药物后要注意观察用药的效果，有无药物不良反应等。一般口服用药者应在用药后 15~30 分钟，口服给药 1 小时后开始评估，了解疼痛缓解程度和镇痛作用持续时间。当所制定的用药方案已不能有效止痛时，应及时通知医师并重新调整止痛方案。阿片类药物有便秘、恶心、呕吐、镇静和精神错乱等不良反应，应嘱患者多进富含纤维素的蔬菜和水果或饮用番泻叶冲剂等措施，缓解和预防便秘。

（六）放疗护理

除前述保护照射部位皮肤外，放疗时还应注意放射性食管炎和肺炎的护理。

1. 放射性食管炎的护理

有吞咽疼痛的患者，可给予氢氧化铝凝胶口服，必要时应用利多卡因胶浆，注意采用流食或半流食，避免刺激性饮食。

2. 放射性肺炎的护理

协助患者进行有效的排痰，可给予适当镇咳药，早期给予抗生素、糖皮质激素治疗。

（七）心理护理

护理人员应在了解患者性格、家庭背景、住院体会、对疾病的了解程度及所获得的心理疏导等前提下，再给予适当的安慰与协助。

1. 评估

评估患者有无高血压、失眠、紧张、烦躁不安、心悸等恐惧表现。是否因对疾病治疗丧失信心而出现预感性悲哀，如表现为沉默寡言，不吃不喝，伤心哭泣或有自杀念头，拒绝与人交谈和交往或不能配合治疗和护理计划。

2. 病情告知

确诊后根据患者的心理承受能力和家属意见，决定是否告知患者病情真实情况。可在恰当的时候用恰当的语言将诊断结果告知患者，以缩短患者期待诊断的焦虑期。有手术适应证者鼓励患者尽早手术。对于不愿或害怕知道诊断的患者，应协同家属采取保护性措施，合理隐瞒，以防患者精神崩溃，妨碍治疗。

3. 增强战胜疾病的信念

唤起患者的希望和求生的信念。护理过程中要用坚定的表情、不容置疑的语言取得患者的信赖，帮助患者排除不良的心理状态。当患者萌发希望之后，要进一步鼓励患者承担力所能及的生活事项。适当的活动不仅使身体得到直接锻炼，而且能从压抑、焦虑、烦恼、苦闷中解脱出来，移情益志，对心理起到积极的调控作用。

4. 病情变化时的心理护理

当患者出现全身衰竭、失眠、疼痛、不能进食等多种症状时，护理人员应密切观察病情变化，给予必要的支持疗法，除力求改善全身状况外，更应注意给予患者良好的心理支持，激发患者的求生欲望。

5. 治疗过程中的心理护理

在患者进行手术、放疗或化疗前，不仅要向患者宣传进行这种治疗的必要性，也向患者讲清治疗期间可能出现的不良反应，使患者有足够的心理准备，主动克服困难，积极配合治疗。

6. 疼痛患者的心理护理

倾听患者的诉说，教会患者正确描述疼痛的程度及转移疼痛的技巧，帮助患者找出适宜的减轻疼痛方法。疼痛剧烈可引起患者烦躁不安、恐惧，而不良情绪反应又会加重疼痛，因而护理人员应及时干预与安慰患者，为患者提供一个舒适、安静的环境，避免精神紧张和消除恐惧，与患者家属配合做好患者的心理护理，分散注意力，调整好患者的情绪和行为。

六、健康教育

1. 疾病知识宣教

对肺癌高危人群定期进行体检，早期发现肿瘤，早期治疗。目前对肺癌的癌前病变认识尚不一致，对 40 岁以上长期重度吸烟有下列情况者应怀疑肺癌，并进行有关排癌检查：无明显诱因的刺激性干咳持续 2~3 周，治疗无效或原有慢性肺部疾病，咳嗽性质改变者；持续或反复无其他原因可解释的短期内痰中带血者；反复发作的同一部位的肺炎，特别是段性肺炎；原因不明的肺脓肿，无明显症状，无异物吸入史，抗炎治疗效果不佳者；原因不明的四肢关节疼痛及杵状指（趾）；X 线示局限性肺气肿或段、叶性肺不张；孤立性肺部圆形病灶和单侧性肺门阴影增大者；原有肺结核的病灶已稳定，而形态或性质发生改变者；无中毒症状的胸腔积液，尤其是血性，进行性增加者。

2. 生活指导

提倡健康的生活方式，宣传吸烟对健康的危害，提倡戒烟，并注意避免被动吸烟。改善工作和生活环境，减少或避免吸入含有致癌物质污染的空气和粉尘。指导患者加强营养支持，多食高蛋白、高热量、高维生素、高纤维、易消化的饮食，尽一切可能提高患者的食欲。合理安排休息和活动，保持良好的精神状态，避免呼吸道感染以调整机体免疫力，增强抗病能力。

3. 心理指导

做好患者及其家属的心理护理，使患者尽快从痛苦中解脱出来，保持良好的精神状态，增强治疗疾病的信心，战胜癌症。向患者解释治疗中可能出现的反应，消除患者的恐惧心理，使患者做好必要的准备，完成治疗方案。指导患者充分休息，适当活动，可采取分散注意力的方式，如看书、听音乐等，以减轻痛苦。

4. 出院指导

督促患者坚持化疗或放疗，并告诉患者出现呼吸困难、疼痛等症状加重或不缓解时应及时随访。对晚期癌肿转移患者，要指导家属对患者临终前的护理，告之患者及其家属对症处理的措施，使患者平静地走完人生的最后旅途。

（何文博）

第三节　慢性支气管炎

慢性支气管炎是气管、支气管黏膜及其周围组织的慢性非特异性炎症。临床上以咳嗽、咳痰或伴有喘息，反复发作为主要症状，每年发病持续3个月，连续两年或两年以上，排除具有咳嗽、咳痰、喘息症状的其他疾病（如肺结核、肺尘埃沉着症、肺脓肿、心脏病、心功能不全、支气管扩张、支气管哮喘、慢性鼻咽炎、食管反流综合征等疾患）。

本病是常见病，多见于中老年人，随着年龄的增长，患病率递增，50岁以上的患病率高达15%。本病流行与吸烟、地区和环境卫生等有密切关系。吸烟者患病率远高于不吸烟者。北方气候寒冷患病率高于南方。工业及矿产地区大气污染严重，患病率高于一般城市。

一、护理评估

1. 健康史

询问患者起病的原因及诱因，有无呼吸道感染及吸烟等病史，有无过敏原接触史。询问患者的工作及生活环境，有无有害气体、烟雾、粉尘等吸入史，有无受凉、感冒、过度劳累而引起急性发作或加重。

2. 身体评估

（1）症状：缓慢起病，病程长，反复急性发作而病情加重。主要症状为咳嗽、咳痰或伴有喘息。急性加重是指咳嗽、咳痰、喘息等症状突然加重。急性加重的主要原因是呼吸道感染，病原体可以是病毒、细菌、支原体和衣原体等。

1）咳嗽：一般以晨间咳嗽为主，睡眠时有阵咳或排痰。

2）咳痰：一般为白色黏液和浆液泡沫痰，偶见痰中带血。清晨排痰较多，起床后或体位变动后可刺激排痰。伴有细菌感染时，则变为黏液脓性痰，痰量也增加。

3）喘息或气急：喘息明显者为喘息性支气管炎，部分可能伴支气管哮喘。若伴肺气肿可表现为劳动或活动后气急。

（2）体征：早期多无异常体征。急性发作期可在背部或双肺底听到干、湿啰音，咳嗽后可减少或消失。如并发哮喘可闻及广泛哮鸣音并伴呼气期延长。

（3）分型：分为单纯型和喘息型两型。单纯型的主要表现为咳嗽、咳痰；喘息型除有咳嗽、咳痰外尚有喘息，常伴有哮鸣音，喘鸣于睡眠时明显，阵咳时加剧。

（4）分期：按病情进展分为以下三期。

1）急性发作期：指一周内出现脓性或黏液脓性痰，痰量明显增加或伴有发热等炎症表现或指1周内咳喘痰症状中任何一项明显加剧。

2）慢性迁延期：患者有不同程度的咳痰喘症状，迁延达1个月以上。

3）临床缓解期：经治疗或临床缓解，症状基本消失或偶有轻微咳嗽，痰液量少，持续2个月以上者。

3. 心理—社会状况

慢性支气管炎患者早期由于症状不明显，尚不影响工作和生活，患者往往不重视，感染时治疗也不及时。由于病程长，反复发作，患者易出现烦躁不安、忧郁、焦虑等情绪，易产生不利于呼吸功能恢复的消极因素。

4. 辅助检查

（1）血液检查：细菌感染时偶可出现白细胞总数和（或）中性粒细胞占比增多。

（2）痰液检查：可培养出致病菌，涂片可发现革兰阳性菌或革兰阴性菌或大量破坏的白细胞和已破坏的杯状细胞。

（3）胸部 X 线检查：早期无异常。反复发作引起支气管壁增厚，细支气管或肺泡间质炎症细胞浸润或纤维化。

（4）呼吸功能检查：早期无异常，随病情发展逐渐出现阻塞性通气功能障碍，表现为：第一秒用力呼气量占用力肺活量比值（FEV_1/FVC）<60%；最大通气量（MBC）<80%预计值等。

二、治疗

急性发作期和慢性迁延期患者，以控制感染及对症治疗（祛痰、镇咳、平喘）为主；临床缓解期，以加强锻炼，增强体质，避免诱发因素，预防复发为主。

1. 急性加重期的治疗

（1）控制感染：根据病原菌类型和药物敏感试验选择药物治疗。

（2）镇咳、祛痰：常用药物有氯化铵、溴己新、喷托维林等。

（3）平喘：有气喘者可加用解痉平喘药，如氨茶碱和茶碱缓释剂或长效 β_2 激动剂加糖皮质激素吸入。

2. 缓解期的治疗

（1）戒烟，避免有害气体和其他有害颗粒的吸入。

（2）增强体质，预防感冒。

（3）反复呼吸道感染者，可试用免疫调节剂或中医中药治疗。

三、护理措施

1. 环境

保持室内空气流通、新鲜，避免感冒受凉。

2. 饮食

合理安排饮食，给予高蛋白、高热量、高维生素、易消化的食物，多吃新鲜蔬菜、水果，避免过冷过热及产气食物，以防腹胀影响膈肌运动。注意食物的色、香、味。水肿及心力衰竭患者要限制钠盐的摄入，痰液较多者忌牛奶类饮料，以防引起痰液黏稠不易咳出。

3. 用药护理

遵医嘱使用抗炎、祛痰、镇咳药物，观察药物的疗效和不良反应。对痰液较多或年老体弱者以抗炎、祛痰为主，避免使用中枢镇咳药，如可待因，以免抑制咳嗽中枢，加重呼吸道阻塞，导致病情恶化。可待因有麻醉性中枢镇咳作用，适用于剧烈干咳者，有恶心、呕吐、便秘等不良反应，应用不当可能成瘾；喷托维林是非麻醉性中枢镇咳药，用于轻咳或有少量痰液者，无成瘾性，有口干、恶心、头痛等不良反应；溴己新使痰液中黏多糖纤维断裂，痰液黏度降低，偶见恶心、转氨酶升高等不良反应，胃溃疡患者慎用。

4. 保持呼吸道通畅

教会患者排痰技巧，指导患者有效咳嗽的方法。每日定时给予胸部叩击或胸壁震颤，协助排痰。并鼓励患者多饮水，根据机体每日需要量、体温、痰液黏稠度，估计每日水分补充量，每日至少饮水 1 500 mL，使痰液稀释，易于排出。痰多黏稠时可予雾化吸入，湿化呼吸道以促使痰液顺利咳出。

5. 改善呼吸状况

肺气肿患者可通过腹式呼吸以增强膈肌活动来提高肺活量，缩唇呼吸可减慢呼气，延缓小气道陷闭而改善呼吸功能，因而缩唇腹式呼吸可有效地提高患者的呼吸功能。患者取立位，也可取坐位或卧位，一手放在前胸，另一手放在腹部，先缩唇，腹内收，胸前倾，由口徐徐呼气，此时切勿用力，然后用鼻吸气，并尽量挺腹，胸部不动。呼、吸时间比为 2 ∶ 1 或 3 ∶ 1，每分钟 7~8 次/分，每日锻炼 2 次，每次 10~20 分钟。

6. 心理护理

肺癌患者病程长，加上家人对患者的支持也常随病情进展而显得无力，患者多有焦虑、抑郁等心理障碍。护士应聆听患者的倾诉，做好患者与家属的沟通、心理疏导，让患者进行适当的文体活动。引导其进行循序渐进的锻炼，如气功、太极拳、户外散步等，将有助于提高其免疫力。为患者创造有利于治疗、康复的最佳心理状态。

四、健康教育

1. 指导患者和家属

了解疾病的相关知识，积极配合康复治疗。

2. 加强管理

（1）环境因素：消除及避免烟雾、粉尘和刺激性气体的吸入，避免接触过敏原及去空气污染、人多的公共场所；尽量生活在空气清新、适宜温湿度、阳光充足的环境中，注意防寒避暑。

（2）个人因素：制订有效的戒烟计划；保持口腔清洁；被褥轻软、衣服宽大合身，沐浴时间不宜过长，防止晕厥等。

（3）饮食营养：饮食宜足够的热量、蛋白质、维生素和水分，增强食欲。

3. 加强体育锻炼，增强体质，提高免疫力。

锻炼应量力而行、循序渐进，以患者不感到疲劳为宜，可进行散步、慢跑、太极拳、体操、有效的呼吸运动等。

4. 防止感染

室内用食醋 2~10 mL/m²，加水 1~2 倍稀释后加热蒸熏，每次 1 小时，每日或隔日 1 次，有一定的预防感冒作用。劝告患者在发病季节前应用气管炎疫苗、核酸等，从而增强免疫功能，以减少患者感冒和慢性支气管炎的急性发作。

5. 帮助患者加强身体的耐寒锻炼

耐寒锻炼需从夏季开始，先用手按摩面部，然后用冷水浸湿毛巾拧干后擦头面部，渐及四肢。体质好、耐受力强者，可全身大面积冷水摩擦，持续到 9 月，以后继续用冷水按摩面颈部，最低限度冬季也要用冷水洗鼻部，以提高机体耐寒能力。

（王玉欣）

第三章

循环系统疾病护理

第一节 心力衰竭

一、概述

心力衰竭是由于各种心脏疾病导致心功能不全的临床综合征。心力衰竭通常伴有肺循环和（或）体循环充血，故又称充血性心力衰竭。

心功能不全分为无症状和有症状两个阶段，无症状阶段是有心室功能障碍的客观指标如射血分数降低，但无充血性心力衰竭的临床症状，如果不积极治疗，将会发展成有症状心功能不全。

（一）临床类型分类

1. 根据发展速度分类

按心力衰竭发展速度可分为急性和慢性两种，以慢性居多。急性心力衰竭常因急性的严重心肌损害或突然心脏负荷加重，使心排血量在短时间内急剧下降，甚至丧失排血功能。临床以急性左侧心力衰竭为常见，表现为急性肺水肿、心源性休克。

慢性心力衰竭病程中常有代偿性心脏扩大、心肌肥厚和其他代偿机制参与，为缓慢的发展过程。

2. 根据发生部位分类

按心力衰竭发生的部位可分为左心、右心和全心衰竭。左侧心力衰竭临床上较常见，是指左心室代偿功能不全而发生的，以肺循环瘀血为特征的心力衰竭。

右侧心力衰竭是以体循环瘀血为主要特征的心力衰竭，临床上多见于肺源性心脏病、先天性心脏病、高血压、冠心病等。

全心衰竭常是左侧心力衰竭使肺动脉压力增高，加重右心负荷，长此以往，右心功能下降、衰竭，即表现出全心功能衰竭症状。

3. 根据功能障碍分类

按有无舒缩功能障碍心力衰竭可分为收缩性和舒张性心力衰竭。收缩性心力衰竭是指心肌收缩力下降，心排血量不能满足机体代谢的需要，器官、组织血液灌注不足，同时出现肺循环和（或）体循环瘀血表现。

舒张性心力衰竭心肌收缩力没有明显降低，可使心排血量正常维持，心室舒张功能障碍以致左心室充盈压增高，使肺静脉回流受阻，而导致肺循环瘀血。

（二）心力衰竭分期

心力衰竭的分期可以从临床上判断心力衰竭的不同时期，从预防着手，在疾病源头上给予干预，减少和延缓心力衰竭的发生，减少心力衰竭的发展和死亡。心力衰竭分为四期。

A期：心力衰竭高危期，无器质性心脏病或心力衰竭症状。如患者有高血压、代谢综合征、心绞痛，服用心肌毒性药物等，均可发展为心力衰竭的高危因素。

B期：有器质性心脏病如心脏扩大、心肌肥厚、射血分数降低，但无心力衰竭症状。

C期：有器质性心脏，病程中有过心力衰竭的症状。

D期：需要特殊干预治疗的难治性心力衰竭。

心力衰竭的分期在病程中是不能逆转的，只能停留在某一期或向前发展，只有在A期对高危因素进行有效治疗，才能减少心力衰竭发生，在B期进行有效干预，可以延缓发展到有临床症状的心力衰竭。

（三）心功能分级

1. 根据主观症状和活动能力，心功能分为四级

Ⅰ级：患者表现为体力活动不受限制，一般活动不出现疲乏、心悸、心绞痛或呼吸困难等症状。

Ⅱ级：患者表现为体力活动轻度受限制，休息时无自觉症状，但日常活动可引起气急、心悸、心绞痛或呼吸困难等症状。

Ⅲ级：患者表现为体力活动明显受限制，稍事活动可有气急、心悸等症状，有脏器轻度瘀血体征。

Ⅳ级：患者表现为体力活动重度受限制，休息状态也有气急、心悸等症状，体力活动后加重，有脏器重度瘀血体征。

此分级方法多年来在临床应用，优点是简便易行，缺点是仅凭患者主观感觉，常有症状与客观检查有差距，患者个体之间差异比较大。

2. 根据客观评价指标，心功能分为A、B、C、D级

A级：无心血管疾病的客观依据。

B级：有轻度心血管疾病的客观依据。

C级：有中度心血管疾病的客观依据。

D级：有重度心血管疾病的客观依据。

此分级方法对于轻、中、重度的标准没有具体的规定，需要临床医师主观判断。但结合患者主观症状和活动能力进行分级的方案，是能弥补方案的主观症状与客观指标分离情况的。如患者心脏超声检查提示轻度主动脉瓣狭窄，但没有体力活动受限制的情况，联合分级定为Ⅰ级B。又如患者体力活动时有心悸、气急症状，但休息症状缓解，心脏超声检查提示左心室射血分数（LVEF）为<35%，联合分级定为Ⅱ级C。

3. 6分钟步行试验

要求患者6分钟之内在平直走廊尽可能地快走，测定其所步行的距离，若6分钟步行距离<150 m，表明为重度心功能不全，150～425 m为中度心功能不全，426～550 m为轻度心功能不全。

此试验简单易行、安全、方便，用于评定慢性心力衰竭患者的运动耐力，评价心脏储备能力，也常用于评价心力衰竭治疗的效果。

二、慢性心力衰竭

慢性心力衰竭是多数心血管疾病的终末阶段，也是主要的死亡原因。心力衰竭是一种复杂的临床综合征，特定的症状是呼吸困难和乏力，特定的体征是水肿，这些情况可造成器官功能障碍，影响生活质量。主要表现为心脏收缩功能障碍的主要指标左心室射血分数下降，一般<40%；而心脏舒张功能障碍的患者左心室射血分数相对正常，通常心脏无明显扩大，但有心室充盈指标受损。

我国引起慢性心力衰竭的基础心脏病的构成比与过去有所不同，过去我国以风湿性心脏病为主，近10年来其所占比例趋于下降，而冠心病、高血压所占比例明显上升。

（一）病因与发病机制

1. 病因

各种原因引起的心肌、心脏瓣膜、心包或冠状动脉、大血管的结构损害，导致心脏容量负荷或压力负荷过重均可造成慢性心力衰竭。

冠心病、高血压、心脏瓣膜病和扩张性心肌病是主要的病因；心肌炎、肾炎、先天性心脏病是较常见的病因；而心包疾病、贫血、甲状腺功能亢进症与减退症、脚气病、心房黏液瘤、动脉—静脉瘘、心脏肿瘤和结缔组织病、高原病及少见的内分泌疾病等，是比较少见易被忽视的病因。

2. 诱因

（1）感染：感染是最主要的诱因，最常见呼吸道感染，其次是风湿热，在幼儿患者中风湿热则占首位。女性患者泌尿系统感染的诱发也常见，感染性心内膜炎、全身感染均是诱发因素。

（2）心律失常：特别是快速心律失常，如心房颤动等。

（3）生理、心理压力过大：如劳累过度、情绪激动、精神紧张。

（4）血容量增加：液体摄入过多过快、摄入高钠饮食。

（5）妊娠与分娩。

（6）其他：大量失血、贫血，各种原因引起的水、电解质、酸碱平衡紊乱，某些药物应用不当等。

3. 发病机制

慢性心力衰竭的发病机制很复杂，心脏功能大致经过代偿期和失代偿期。

（1）心力衰竭代偿期：心脏受损初始引起机体短期的适应性和代偿性反应，启动了Frank-Starling机制，增加心脏的前负荷，使回心血量增加，心室舒张末容积增加，心室扩大，心肌收缩力增强，而维持心排血量基本正常或相对正常。

机体的适应性和代偿性反应，激活交感神经—体液系统，交感神经兴奋性增强，增强心肌收缩力并提高心率，以增加心排血量，但同时机体周围血管收缩，增加了心脏后负荷，心肌增厚，心率加快，心肌耗氧量加大。

心脏功能下降，心排血量降低，肾素—血管紧张素—醛固酮系统被激活，代偿性增加血管阻力和潴留水、钠，以维持灌注压；交感神经兴奋性增加，同时激活神经内分泌细胞因子如心钠素、血管升压素、缓激肽等，参与调节血管舒缩，排钠利尿，对抗由于交感神经兴奋和肾素—血管紧张素—醛固酮系统激活造成的水钠潴留效应。在多因素作用下共同维持机体血压稳定，保证重要脏器的灌注。

（2）心力衰竭失代偿期：长期、持续的交感神经和肾素—血管紧张素—醛固酮系统高兴奋性，多种内源性的神经激素和细胞因子的激活与失衡，又造成继发心肌损害，持续性心脏扩大、心肌肥厚，使心肌耗氧量增加，加重心肌损伤。神经内分泌系统活性增加不断，加重血流动力学紊乱，损伤心肌细胞，导致心排血量不足，出现心力衰竭症状。

（3）心室重构：所谓的心室重构，就是在心脏扩大、心肌肥厚的过程中，心肌细胞、胞外基质、胶原纤维网等均有相应变化，左心室结构、形态、容积和功能发生一系列变化。研究表明，心力衰竭发生发展的基本机制就是心室重构。由于基础疾病不同，进展情况不同和各种代偿机制的复杂作用，有些患者心脏扩大、肥厚已很明显，但临床可无心力衰竭表现。但如基础疾病的病因不能去除，随着时间的推移，心室重构的病理变化，可自身不断发展，心力衰竭必然会出现。

从代偿到失代偿，除了因为代偿能力限度、代偿机制中的负面作用外，心肌细胞的能量供应和利用障碍，导致心肌细胞坏死、纤维化也是重要因素。

心肌细胞的减少使心肌收缩力下降，又因纤维化的增加使心室的顺应性下降，心室重构更趋明显，最终导致不可逆的心肌损害和心力衰竭。

（二）临床表现

慢性心力衰竭早期可以无症状或仅出现心动过速、面色苍白、出汗、疲乏和活动耐力减低症状等。

1. 左侧心力衰竭

（1）症状。

1）呼吸困难：劳力性呼吸困难是最早出现的呼吸困难症状，因为体力活动会使回心血量增加，左心房压力升高，肺瘀血加重。开始仅剧烈活动或体力劳动后出现症状，休息后缓解，随肺瘀血加重，逐渐发展到更轻活动后，甚至休息时，也出现呼吸困难。

夜间阵发性呼吸困难是左侧心力衰竭早期最典型的表现，又称为"心源性哮喘"。是由于平卧血液重新分布使肺血量增加，夜间迷走神经张力增加，小支气管收缩，膈肌位高，肺活量减少所致。典型表现是患者熟睡 $1\sim2$ 小时，突然憋气而惊醒，被迫坐起，同时伴有咳嗽、咳泡沫痰和（或）哮鸣性呼吸音。多数患者端坐休息后可自行缓解，次日白天无异常感觉。严重者可持续发作，甚至发生急性肺水肿。

端坐呼吸多在病程晚期出现，是肺瘀血达到一定程度，平卧回心血量增多、膈肌上抬，呼吸更困难，必须采用高枕卧位、半卧位，甚至坐位，才能减轻呼吸困难。最严重的患者即使端坐床边，下肢下垂，上身前倾，仍不能缓解呼吸困难。

2）咳嗽、咳痰、咯血：咳嗽、咳痰早期即可出现，是肺泡和支气管黏膜瘀血所致，多发生在夜间，直立或坐位症状减轻。咳白色浆液性泡沫样痰为其特点，偶见痰中带有血丝。如发生急性肺水肿，则咳大量粉红色泡沫痰。

3）其他症状：有倦怠、乏力、心悸、头晕、失眠、嗜睡、烦躁等症状，重者可有少尿，是与心排血量低下，组织、器官灌注不足的表现。

（2）体征。

1）慢性左侧心力衰竭可有心脏扩大，心尖冲动向左下移位。心率加快、第一心音减弱、心尖区舒张期奔马律最有诊断价值。部分患者可出现交替脉，是左侧心力衰竭的特征性体征。

2）肺部可闻及湿啰音，急性肺水肿时可出现哮鸣音。

2. 右侧心力衰竭

（1）症状：主要表现为体循环静脉瘀血。消化道症状如食欲缺乏、恶心、呕吐、水肿、腹胀、肝区胀痛等为右侧心力衰竭的最常见症状。

劳力性呼吸困难也是右侧心力衰竭的常见症状。

（2）体征。

1）水肿：早期在身体的下垂部位和组织疏松部位，出现凹陷性水肿，为对称性。重者可出现全身水肿，并伴有胸腔积液、腹水和阴囊水肿。胸腔积液是因体静脉压力增高所致，胸腔静脉有一部分回流到肺静脉，所以胸腔积液更多见于全心衰竭时，以双侧多见。

2）颈静脉征：颈静脉怒张是右侧心力衰竭的主要体征，其程度与静脉压升高的程度正相关。压迫患者的腹部或肝，回心血量增加而使颈静脉怒张更明显，称为肝颈静脉回流征阳性。

3）肝肿大和压痛：可出现肝肿大和压痛。持续慢性右侧心力衰竭可发展为心源性肝硬化，晚期肝脏压痛不明显，但伴有黄疸、肝功能损害和腹水。

4）发绀：发绀是由于供血不足，组织摄取血氧相对增加，静脉血氧降低所致。表现为面部毛细血管扩张、发绀、色素沉着。

3. 全心衰竭

右侧心力衰竭继发于左侧心力衰竭而形成全心衰竭，但当右侧心力衰竭后，肺瘀血的临床表现减轻。扩张型心肌病等表现左、右心同时衰竭者，肺瘀血症状都不严重，左侧心力衰竭的表现主要是心排血量减少的相关症状和体征。

（三）辅助检查

1. X 线检查

（1）心影的大小、形态可为病因诊断提供重要依据，根据心脏扩大的程度和动态改变，间接反映心功能状态。

（2）肺门血管影增强是早期肺静脉压增高的主要表现；肺动脉压力增高可见右下肺动脉增宽；肺间质水肿可使肺野模糊；Kerley B 线是在肺野外侧清晰可见的水平线状影，是肺小叶间隔内积液的表现，是慢性肺瘀血的特征性表现。

2. 超声心动图检查

超声心动图比 X 线检查更能准确地提供各心腔大小变化及心脏瓣膜结构情况。左心室射血分数（LVEF 值）可反映心脏收缩功能，正常左心室射血分数>50%，左心室射血分数≤40%为收缩期心力衰竭诊断标准。

多普勒超声是临床上最实用的判断心室舒张功能的方法，E 峰是心动周期的心室舒张早期心室充盈速度的最大值，A 峰是心室舒张末期心室充盈的最大值，正常人 E/A 的比值不小于 1.2，中青年应更大。

3. 有创性血流动力学检查

此检查常用于重症心力衰竭患者，可直接反映左心功能。

4. 放射性核素检查

可以帮助判断心室腔大小，反映左心室射血分数和左心室最大充盈速率。

（四）治疗

1. 病因治疗

（1）基本病因治疗：对有损心肌的疾病应早期进行有效治疗，如高血压、冠心病、糖尿病、代谢综合征等；心血管畸形、心脏瓣膜病力争在发生心脏衰竭之前进行介入或外科手术治疗；对于一些病因不明的疾病也应早期干预如原发性扩张型心肌病，以延缓心室重构。

（2）诱因治疗：积极消除诱因，最常见的诱因是感染，特别是呼吸道感染，积极应用有针对性的抗生素控制感染。心律失常特别是心房颤动是引起心脏衰竭的常见诱因，对于快速心房颤动要积极控制心室率，及时复律。纠正贫血、控制高血压等均可防止心力衰竭发生和（或）加重。

2. 一般治疗

减轻心脏负担，限制体力活动，避免劳累和精神紧张。低钠饮食，少食多餐，限制饮水量。给予持续氧气吸入，流量 2~4 L/min。

3. 利尿药

利尿药是治疗心力衰竭的常用药物，通过排钠排水减轻水肿、减轻心脏负荷、缓解瘀血症状。原则上应长期应用，但在水肿消失后应以最小剂量维持，如氢氯噻嗪 25 mg，隔日 1 次。常用利尿药有排钾利尿药如氢氯噻嗪等；祥利尿药如呋塞米、布美他尼（丁脲胺）等；保钾利尿药如螺内酯、氨苯蝶啶等。排钾利尿药主要不良反应是可引起低血钾，应补充氯化钾或与保钾利尿药同用。噻嗪类利尿药可抑制尿酸排泄，引起高尿酸血症，大剂量长期应用可影响胆固醇及糖的代谢，应严密监测。

4. 肾素—血管紧张素—醛固酮系统抑制药

（1）血管紧张素转化酶（ACE）抑制药的应用：ACE 抑制药扩张血管，改善瘀血症状，更重要的是降低心力衰竭患者代偿性神经—体液的不利影响，限制心肌、血管重构，维护心肌功能，推迟心力衰竭的进展，降低远期病死率。

1）用法：常用 ACE 抑制药如卡托普利 12.5~25 mg，每日 2 次，培哚普利 2~4 mg，每日 1 次，贝那普利对有早期肾功能损害患者较适用，使用量是 5~10 mg，每日 1 次。临床应用一定要从小剂量开始，逐渐加量。

2）ACE 抑制药的不良反应：有低血压、肾功能一过性恶化、高血钾、干咳等。

3）ACE 抑制药的禁忌证：无尿性肾衰竭、肾动脉狭窄，血肌酐升高 ≥225 μmol/L，高血压、低血压，妊娠、哺乳妇女及对此药过敏者。

（2）血管紧张素受体阻滞药（ARBBs）的应用：ARBBs 阻断肾素—血管紧张素系统作用与 ACE 抑制药作用相同，但缺少对缓激肽的降解抑制作用。当患者应用 ACE 抑制药出现干咳不能耐受，可应用 ARBBs，常用 ARBBs 如坎地沙坦、氯沙坦、缬沙坦等。

ARBBs 的用药注意事项、不良反应除干咳以外，其他均与 ACE 抑制药相同。

（3）醛固酮拮抗药的应用：研究证明螺内酯 20 mg，每日 1~2 次小剂量应用，可以阻断醛固酮效应，延缓心肌、血管的重构，改善慢性心力衰竭的远期效果。

注意事项：中重度心力衰竭患者应用时，需注意血钾的监测；肾功能不全、血肌酐异常、高血钾及应用胰岛素的糖尿病患者不宜使用。

5. β 受体阻滞剂

β 受体阻滞剂可对抗交感神经激活，阻断交感神经激活后各种有害影响。临床应用其疗效常在用药后 2~3 个月才出现，但明显提高运动耐力，改善心力衰竭预后，降低病死率。

β 受体阻滞剂具有负性肌力作用，临床中应慎重应用，应用药物应从小剂量开始，如美托洛尔 12.5 mg，每日 1 次；比索洛尔 1.25 mg，每日 1 次；卡维地洛 6.25 mg，每日 1 次，逐渐加量，适量维持。

注意事项：用药应在心力衰竭稳定、无体液潴留情况下，小剂量开始应用。

患有支气管痉挛性疾病、心动过缓、二度以上包括二度的房室传导阻滞患者禁用。

6. 正性肌力药物

是治疗心力衰竭的主要药物，适用于治疗以收缩功能异常为特征的心力衰竭，尤其对心腔扩大引起的低心排血量心力衰竭，伴快速心律失常的患者作用最佳。

（1）洋地黄类药物：是临床最常用的强心药物，具有正性肌力和减慢心率作用，在增加心肌收缩力的同时，不增加心肌耗氧量。

1）适应证：充血性心力衰竭，尤其伴有心房颤动和心室率增快的心力衰竭是最好指征，对心房颤动、心房扑动和室上性心动过速均有效。

2）禁忌证：严重房室传导阻滞、肥厚性梗阻型心肌病、急性心肌梗死 24 小时内不宜使用。洋地黄类药物中毒或过量为绝对禁忌证。

3）用法：地高辛为口服制剂，维持量法，0.25 mg，每日 1 次。此药口服后 2~3 小时血浆浓度达高峰，4~8 小时获最大效应，半衰期为 1.6 日，连续口服 7 日后血浆浓度可达稳态。适用于中度心力衰竭的维持治疗。

毛花苷 C 为静脉注射制剂，注射后 10 分钟起效，1~2 小时达高峰，每次 0.2~0.4 mg，稀释后静脉注射，24 小时总量 0.8~1.2 mg。适用于急性心力衰竭或慢性心力衰竭加重时，尤其适用于心力衰竭伴快速心房颤动者。

4）毒性反应：药物的治疗剂量和中毒剂量接近，易发生中毒。易导致洋地黄类药物中毒的情况主要有急性心肌梗死、急性心肌炎引起的心肌损害、低血钾、严重缺氧、肾衰竭等。

常见毒性反应有：胃肠道表现如恶心、呕吐；神经系统表现如视物模糊、黄视、绿视；心血管系统表现多为各种心律失常，也是洋地黄类药物中毒最重要的表现，最常见的心律失常是室性期前收缩，多呈二联律。快速房性心律失常伴有传导阻滞是洋地黄类药物中毒特征性的表现。

（2）β 受体兴奋剂：临床通常短期应用治疗重症心力衰竭，常用静脉滴注多巴酚丁胺、多巴胺。适用于急性心肌梗死伴心力衰竭的患者；小剂量多巴胺 2~5 μg/（kg·min）能扩张肾动脉，增加肾血流量和排钠利尿，从而用于充血性心力衰竭的治疗。

（五）护理

1. 环境与心理护理

保持环境安静、舒适，空气流通。限制探视，减少精神刺激。注意患者情绪变化，做好心理护理，要求患者家属积极给予患者心理支持和治疗的协助，使患者心情放松、情绪稳定，减少机体耗氧量。

2. 休息与活动

一般心功能Ⅰ级：不限制一般的体力活动，但避免剧烈运动和重体力劳动。心功能Ⅱ级：可适当进行轻体力工作和家务劳动，强调下午多休息。心功能Ⅲ级：日常生活可以自理或在他人协助下自理，严格限制一般的体力活动。心功能Ⅳ级：绝对卧床休息，生活需要他人照顾，可在床上做肢体被动运动和翻身，逐步过渡到坐床边或下床活动。当病情好转后，鼓励患者尽早做适量的活动，防止因长期卧床导致的静脉血栓、肺栓塞、便秘和压疮的发生。在活动中要监测有无呼吸困难、胸痛、心悸、疲劳等症状，如有不适应停止活动，并以此作为限制最大活动量的指征。

3. 病情观察

（1）观察水肿情况：注意观察水肿的消长情况，每日测量并记录体重，准确记录液体出入量。

（2）保持呼吸道通畅：监测患者呼吸困难的程度、发绀情况、肺部啰音以及血气分析和血氧饱和度等变化，根据缺氧的轻重程度调节氧流量和吸氧方式。

（3）注意水、电解质变化及酸碱平衡情况：低钾血症可出现乏力、腹胀、心悸，心电图出现 u 波增高及心律失常，并可诱发洋地黄类药物中毒。少数因肾功能减退，补钾过多而致高血钾，严重者可引起心搏骤停。低钠血症表现为乏力、食欲缺乏、恶心、呕吐、嗜睡等症状。如出现上述症状，要及时通报医师给予纠正。

4. 保持排便通畅

患者常因精神因素使规律性排便活动受抑制，排便习惯改变，加之胃肠道瘀血、进食减少、卧床过久影响肠蠕动，易致便秘。应帮助患者训练床上排便习惯，同时饮食中增加膳食纤维，如发生便秘，应用小剂量缓泻药和润肠药，病情许可时扶患者坐起使用便器，并注意观察患者的心率、反应，以防发生意外。

5. 输液护理

根据患者液体出入情况及用药要求，控制输液量和速度，以防诱发急性肺水肿。

6. 饮食护理

给予高蛋白、高维生素的易消化的清淡饮食，注意补充营养。少量多餐，避免过饱。限制水、钠摄入，每日食盐摄入量少于 5 g，服利尿药者可适当放宽。

7. 用药护理

（1）使用利尿药的护理：遵医嘱正确使用利尿药，并注意有关不良反应的观察和预防。监测血钾及有无乏力、腹胀、肠鸣音减弱等低钾血症的表现，同时多补充含钾丰富的食物，必要时遵医嘱补充钾盐。口服补钾宜在饭后或将水剂与果汁同饮；静脉补钾时每 500 mL 液体中氯化钾含量不宜超过 1.5 g。

应用保钾利尿药需注意有无胃肠道反应、嗜睡、乏力、皮疹，高血钾等不良反应。

利尿药的应用时间选择早晨或日间为宜，避免夜间排尿过频而影响患者休息。

（2）使用洋地黄类药物的护理。

1）给药要求：严格遵医嘱给药，发药前要测量患者脉搏1分钟，当脉搏<60次/分或节律不规则时，应暂停服药并通知医师。静脉给药时务必稀释后缓慢静脉注射，同时监测心率、心律及心电图变化。

2）遵守禁忌：注意不与奎尼丁、普罗帕酮（心律平）、维拉帕米（异搏定）、钙剂、胺碘酮等药物合用，以免降低洋地黄类药物肾排泄率，增加药物毒性。

3）用药后观察：应严密观察患者用药后毒性反应，监测血清地高辛浓度。

4）毒性反应的处理：立即停用洋地黄类药；停用排钾利尿药；积极补充钾盐；快速纠正心律失常，血钾低者快速补钾，血钾不低可应用力多卡因等治疗，但一般禁用电复律，防止发生心室颤动；对缓慢心律失常，可使用阿托品0.5~1 mg皮下注射或静脉注射治疗，一般不用安置临时起搏器。

（3）肾素—血管紧张素—醛固酮系统抑制药使用的护理：应用ACE抑制药时需预防直立性低血压、皮炎、蛋白尿、咳嗽、间质性肺炎等不良反应的发生。应用ACE抑制药和（或）ARBBs期间要注意观察血压、血钾的变化，同时注意要小剂量开始，逐渐加量。

8. 并发症的预防与护理

（1）感染：室内空气流通，每日开窗通风两次，寒冷天气注意保暖，长期卧床者鼓励翻身，协助拍背，以防发生呼吸道感染和坠积性肺炎；加强口腔护理，以防发生由于药物治疗引起菌群失调导致的口腔黏膜感染。

（2）血栓形成：长期卧床和使用利尿药引起的血流动力学改变，下肢静脉易形成血栓。应鼓励患者在床上活动下肢和做下肢肌肉收缩运动，协助患者做下肢肌肉按摩。每日用温水浸泡足以加速血液循环，减少静脉血栓形成。当患者肢体远端出现局部肿胀时，提示有发生静脉血栓可能，应及早与医师联系。

（3）皮肤损伤：应保持床褥柔软、清洁、干燥，患者衣服柔软、宽松。对于长期卧床患者应加强皮肤护理，保持皮肤清洁、干燥，定时协助患者更换体位，按摩骨突出处，防止推、拉、扯等强硬动作，以免皮肤完整性受损。如需使用热水袋取暖，水温不宜过高，40~50 ℃为宜，以免烫伤。

对于有阴囊水肿的男患者可用托带支托阴囊，保持会阴部皮肤清洁、干燥；水肿局部有液体外渗情况，要防止继发感染；注意观察皮肤有无发红、破溃等压疮发生，一旦发生压疮要积极给予减少受压、预防感染、促进愈合的护理措施。

9. 健康教育

（1）治疗病因、预防诱因：指导患者积极治疗原发心血管疾病，注意避免各种诱发心力衰竭的因素，如呼吸道感染、过度劳累和情绪激动、钠盐摄入过多、输液过多过快等。育龄妇女注意避孕，要在医师的指导下妊娠和分娩。

（2）饮食要求：饮食要清淡、易消化、富于营养，避免饮食过饱，少食多餐。戒烟酒，多食蔬菜、水果，防止便秘。

（3）合理安排活动与休息：根据心功能的情况，安排适当体力活动，以利于提高心脏储备力，提高活动耐力，同时也帮助改善心理状态和生活质量。但避免重体力劳动，建议患者进行散步、练气功、打太极拳等运动，掌握活动量，以不出现心悸、气促为度，保证充分睡眠。

（4）服药要求：指导患者遵照医嘱按时服药，不要随意增减药物，帮助患者认识所服药物的注意事项，如出现不良反应及时就医。

（5）坚持诊治：慢性心力衰竭治疗是终身治疗，应嘱患者定期门诊复诊，防止病情发展。

（6）家属教育：帮助家属认识疾病和目前的治疗方法、帮助患者的护理措施和心理支持的技巧，教育其要给予患者积极的心理支持和生活帮助，使患者树立战胜疾病信心，保持情绪稳定。

三、急性心力衰竭

急性心力衰竭是指心肌遭受急性损害或心脏负荷突然增加，使心排血量急剧下降，导致组织灌注不足和急性瘀血的综合征。以急性左侧心力衰竭最常见，多表现为急性肺水肿或心源性休克。

（一）病因与发病机制

急性广泛心肌梗死、高血压急症、严重心律失常、输液过多过快等原因。使心脏收缩力突然严重减弱，心排血量急剧减少或左心室瓣膜性急性反流，左心室舒张末压迅速升高，肺静脉回流不畅，导致肺静脉压快速升高，肺毛细血管压随之升高，使血管内液体渗入肺间质和肺泡内，形成急性肺水肿。

（二）临床表现

突发严重呼吸困难为特征性表现，呼吸频率达 30~40 次/分，患者被迫采取坐位，两腿下垂，双臂支撑以助呼吸，极度烦躁不安、大汗淋漓、口唇发绀、面色苍白。同时频繁咳嗽，咳大量粉红色泡沫痰。病情极重者可以出现意识模糊。

早期血压可以升高，随病情不缓解血压可降低直至休克。听诊心音较弱，心率增快，心尖部可闻及舒张期奔马律，两肺满布湿啰音和哮鸣音。

（三）治疗

1. 体位

置患者于两腿下垂坐位或半卧位。

2. 吸氧

吸入高流量（6~8L/min）氧气，加入 30%~50% 乙醇湿化。对病情严重患者可采用呼吸机持续加压面罩吸氧或双水平气道加压吸氧，以增加肺泡内的压力，促进气体交换，对抗组织液向肺泡内渗透。

3. 镇静

吗啡 3~10 mg 皮下注射或静脉注射，必要时每 15 分钟重复 1 次，可重复 2~3 次。老年患者须酌情减量或肌内注射。伴颅内出血、意识障碍、慢性肺部疾病时禁用。

4. 快速利尿

呋塞米 20~40 mg 静脉注射，在 2 分钟内推注完，每 4 小时可重复 1 次。呋塞米不仅有利尿作用，还有静脉扩张作用，利于肺水肿的缓解。

5. 血管扩张药

血管扩张药应用过程中，要严密监测血压，用量要根据血压进行调整，收缩压一般维持在 100 mmHg 左右，对原有高血压的患者血压降低幅度不超过 80 mmHg 为度。

（1）硝普钠应用：硝普钠缓慢静脉滴注，扩张小动脉和小静脉，初始用药剂量为 0.3 μg/（kg·min），根据血压变化逐渐调整剂量，最大剂量为 5 μg/（kg·min），一般维持量 50~100 μg/min。因本药含有氰化物，用药时间不宜超过 24 小时。

（2）硝酸甘油应用：硝酸甘油扩张小静脉，降低回心血量。初始用药剂量为 10 μg/min，然后每 10 分钟调整 1 次，每次增加初始用药剂量为 5~10 μg。

（3）酚妥拉明应用：酚妥拉明可扩张小动脉及毛细血管。静脉用药从 0.1 mg/min 开始，每 5~10 分钟调整 1 次，增至最大用药剂量 1.5~2.0 mg/min。

6. 洋地黄类药物

可应用毛花苷 C 0.4~0.8 mg 缓慢静脉注射，2 小时后可酌情再给 0.2~0.4 mg。近期使用过洋地黄类药物的患者，应注意洋地黄中毒。对于急性心肌梗死在 24 小时内不宜使用，重度二尖瓣狭窄患者禁用。

7. 平喘药

氨茶碱可以解除支气管痉挛，并有一定的正性肌力及扩血管及利尿作用。氨茶碱 0.25 mg 加入 100 mL 液体内静脉滴注，但应警惕过量，肝肾功能减退患者、老年人应减量。

（四）护理

1. 保证休息

立即协助患者取半卧位或坐位休息，双腿下垂，以减少回心血量，减轻心脏前负荷。注意加强皮肤护理，防止因被迫体位而发生的皮肤损伤。

2. 吸氧

一般吸氧流量为 6~8L/min，加入 30%~50% 乙醇湿化，使肺泡内的泡沫表面张力降低而破裂，增加气体交换的面积，改善通气。要观察呼吸情况，随时评估呼吸困难改善的程度。

3. 饮食

给予高营养、高热量、少盐、易消化的清淡饮食，少量多餐，避免食用产气食物。

4. 病情观察

（1）病情早期观察：注意早期心力衰竭表现，一旦出现劳力性呼吸困难或夜间阵发性呼吸困难、心率增快、失眠、烦躁、尿量减少等症状，及时与医师联系，并加强观察。如迅速发生极度烦躁不安、大汗淋漓、口唇发绀等表现，同时胸闷、咳嗽、呼吸困难、发绀、咳大量白色或粉红色泡沫痰，应警惕急性肺水肿发生，立即配合抢救。

（2）保持呼吸道通畅：严密观察患者呼吸频率、深度，观察患者的咳嗽情况，痰液的性质和量，协助患者咳嗽、排痰，保持呼吸道通畅。

（3）防止心源性休克：观察患者意识、精神状态，观察血压、心率的变化及皮肤颜色、温度变化。

（4）防止病情发展：观察肺部啰音的变化，监测血气分析结果。控制静脉输液速度，一般为每分钟 20~30 滴。准确记录液体出入量。

（5）心理护理：患者常伴有濒死感，焦虑和恐惧，应加强床旁监护，给予安慰及心理支持，以增加战胜疾病信心。医护人员抢救时要保持镇静，表现出忙而不乱，操作熟练，以增加患者的信任和安全感。避免在患者面前议论病情，以免引起误会，加剧患者的恐惧。必要时可留家属陪伴患者。

（6）用药护理：应用吗啡时注意有无呼吸抑制、心动过缓；用利尿药要准确记录尿量，注意水、电解质和酸碱平衡情况；用血管扩张药要注意输液速度、监测血压变化；用硝普钠应现用现配，避光滴注，有条件者可用输液泵控制滴速；洋地黄类药物静脉使用时要稀释，推注速度宜缓慢，同时观察心电图变化。

（刘晓伟）

第二节　心律失常

心律失常是指心脏冲动的频率、节律、起源部位、传导速度或激动顺序的异常。

一、概述

（一）发病机制

1. 冲动形成异常

窦房结、房室结等具有自律性的组织本身发生病变或自主神经系统兴奋性改变均可导致不适当的冲动发放。此外在缺氧、电解质紊乱、儿茶酚胺增多及药物等病理状态下，原无自律性的心肌细胞如心房肌和心室肌细胞出现自律性异常增高，可导致快速性心律失常。

2. 冲动传导异常

折返是快速性心律失常最常见的发病机制。产生折返的基本条件是传导异常，它包括：①心脏两个或多个部位的传导性与不应期各不相同，相互连接成一个闭合环；②其中一条通路发生单向传导阻滞；③另一条通路传导缓慢，使原先发生阻滞的通道有足够时间恢复兴奋性；④原先阻滞的通道再次激动，从而完成一次折返冲动。激动在环内反复循环，产生持续而快速的心律失常（图3-1）。

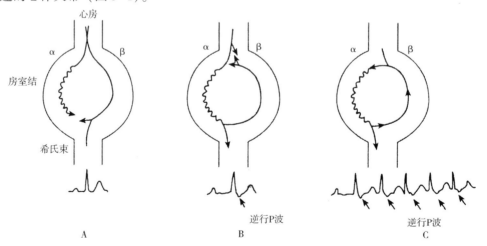

图3-1　房室结内折返示意图

房室结内有 α 与 β 两条通路。α 传导速度慢，不应期短；β 传导速度快，不应期长。A. 窦性心律时，冲动沿 β 路径前传至心室，同时沿 α 路径前传，但遭遇不应期未能抵达希氏束；B. 房性期前收缩受阻于 β 路径，由 α 路径缓慢传导到心室。冲动沿 β 路径逆向传导返回至心房，完成单次折返；C. 心房回波再循 α 路径前传，折返持续，引起折返性心动过速

（二）分类

1. 按其发生原理分类

可分为激动起源异常及激动传导异常两大类，见图 3-2。

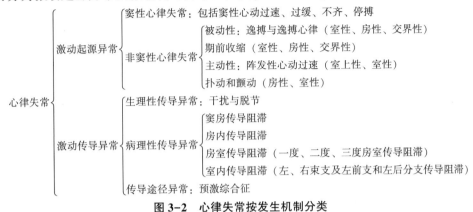

图 3-2　心律失常按发生机制分类

2. 按心律失常发生时心率快慢分类

可分为快速性心律失常与缓慢性心律失常，前者包括期前收缩、心动过速、扑动或颤动等，后者包括窦性心动过缓、房室传导阻滞等。

（三）病因

1. 老化

随着增龄，心脏传导系统有老化现象，起搏细胞和传导细胞的数量减少，导致自律性降低，故老年人易出现窦房结功能低下和各种传导阻滞。另外，老年人 β 受体数目减少或变性，对 β 肾上腺素能调节的反应性减弱，心脏对血液中儿茶酚胺敏感性降低，压力感受器和副交感神经对心率或心律的调节功能也减弱，从而易发生各种心律失常。

2. 器质性心脏病

其中以冠心病、心肌病、心肌炎和风湿性心脏病为多见，尤其在发生心力衰竭或急性心肌梗死时。

3. 药物影响和电解质紊乱

如洋地黄类药物、奎尼丁、低血钾等。

4. 其他

如甲状腺功能亢进症或减退症，心脏自主神经功能失调，高热，麻醉、低温、胸腔或心脏手术等；部分病因不明。

正常人在劳累、情绪激动或紧张，以及摄取刺激性食物，如咖啡、浓茶、吸烟、饮酒或食用辛辣制品，也可发生心律失常，如期前收缩、心动过速。

二、窦性心律失常

源于窦房结的心脏激动为窦性心律。其心电图表现为：①窦性 P 波在 Ⅰ 、Ⅱ 、aVF 导联直立，aVR 倒置；②PR 间期 0.12~0.20 秒。同一导联的 PP 间期差值<0.12 秒；③频率为 60~100 次/分。窦性心律的频率因年龄、性别、体力活动等不同有显著的差异。由于窦房结

冲动形成过快、过慢或不规则或窦房结冲动传导障碍所致的心律失常称为窦性心律失常。

（一）窦性心动过速、窦性心动过缓

1. 心电图特征

心电图表现符合窦性心律特征，如成人窦性心律的频率>100次/分，称为窦性心动过速；心率<60次/分，称为窦性心动过缓，常同时伴窦性心律不齐（不同PP间期差异>0.12秒）。

2. 病因

窦性心动过速可见于健康人吸烟、饮茶或咖啡、饮酒、体力活动及情绪激动时。某些病理状态如发热、贫血、甲状腺功能亢进症、休克、心肌缺血、充血性心力衰竭以及应用肾上腺素、阿托品等药物时也可出现窦性心动过速。窦性心动过缓常见于健康青年人、运动员及睡眠状态。其他原因如颅内出血、甲状腺功能减退症、低温、严重缺氧、阻塞性黄疸，以及应用胺碘酮等抗心律失常药物。窦房结病变及急性下壁心肌梗死也常伴发窦性心动过缓。

3. 临床表现

窦性心动过速可无症状或有心悸感。窦性心动过缓一般也无症状，但心率过慢时可出现胸闷、头晕、晕厥等心排血量不足表现。

4. 治疗

窦性心动过速应先针对病因治疗，同时去除诱因。如治疗甲状腺功能亢进症、充血性心力衰竭等。必要时给予β受体阻滞剂或非二氢吡啶类钙通道阻滞药，以减慢心率。

无症状的窦性心动过缓无须治疗。如因心率过慢出现心排血量不足症状时，可应用阿托品或异丙肾上腺素等药物治疗，但长期应用易产生严重不良反应，宜考虑心脏起搏治疗。

（二）病态窦房结综合征

此病简称病窦综合征，是指由于窦房结病变导致其功能减退，产生多种心律失常的综合表现。患者可出现一种以上的心律失常。主要特征为窦性心动过缓，当伴快速性心动过速时称心动过缓—心动过速综合征（简称慢—快综合征）。

1. 病因

（1）诸多病变如冠心病、心肌病、心肌淀粉样变、风湿性心脏病或外科手术损伤等原因均可损害窦房结，导致窦房结起搏及传导功能受损。

（2）窦房结周围神经及心房肌的病变，窦房结动脉供血减少也是其病因。

2. 心电图特征

（1）持续而显著的窦性心动过缓，心率在50次/分以下，并非由药物引起，且用阿托品不易纠正。

（2）窦性停搏（较长时间内无P波与QRS波群出现，长的PP间期与基本的窦性PP间期无倍数关系）或窦房传导阻滞。

（3）窦房传导阻滞及房室传导阻滞并存。

（4）慢—快综合征。

（5）交界性逸搏心律。

3. 临床表现

患者可出现与心动过缓相关的脑、心、肾等重要脏器供血不足表现，如发作性头晕、黑矇、乏力、胸痛、心悸等，严重者可发生晕厥，甚至发生阿—斯综合征。

4. 治疗

无症状者无须治疗，但要定期随访。对于有症状的病窦综合征患者应进行起搏治疗。慢—快综合征心动过速发作者，单独应用抗心律失常药物可能加重心动过缓，应先起搏治疗后再应用抗心律失常药物治疗。

三、房性心律失常

房性心律失常包括房性期前收缩（房早）、房性心动过速（房速）、心房扑动（房扑）、心房颤动（房颤）。房颤是成人最常见的持续性心律失常，下文重点介绍。房颤是指规律有序的心房电活动丧失，代之以快速且无序的颤动波，是最严重的心房电活动紊乱。患病率随年龄的增长而增多，60岁以上的人群中，房颤的发生率占6%以上，因此，房颤是老年人最常见的心律失常之一。

1. 病因

房颤主要见于器质性心脏病患者，如风湿性心脏瓣膜病、冠心病、高血压性心脏病、甲状腺功能亢进症等，正常人情绪激动、运动或大量饮酒时后也可发生。有不到1/3的患者无明确心脏病依据，称为特发性（孤立性、良性）房颤。

2. 心电图特征

（1）P波消失，代之以小而不规则的f波，频率为350~600次/分，扑动波间的等电位线消失。

（2）心室率极不规则，一般为100~160次/分，交感神经兴奋、甲状腺功能亢进症等可加快心室率，洋地黄类药物可延长房室结不应期而减慢心室率。

（3）QRS波形态基本正常，伴有室内差异性传导可增宽变形。

3. 临床表现

临床表现取决于心室率。房颤不伴快速心室率时，患者可无症状；伴快速心室率（>150次/分）时可诱发心绞痛、心力衰竭。血栓栓塞和心力衰竭是房颤最主要的并发症。房颤时心房丧失收缩功能，血液容易在心房内淤滞而形成血栓，栓子脱落可导致体循环栓塞，其中以脑动脉栓塞发生率最高。二尖瓣狭窄或脱垂伴房颤时脑栓塞的发生率更高。房颤时心房收缩功能丧失和长期心率增快可导致心力衰竭，增加死亡率。

房颤时心脏听诊第一心音强弱不等，心律极不规则，心室率快时可出现脉搏短绌。一旦房颤患者的心室率变得规则，应考虑以下4种可能：①恢复窦性心律；②转变为房速或房扑；③发生房室交界性心动过速或室性心动过速；④如心室律变得慢而规则（30~60次/分），提示可能出现完全性房室传导阻滞。

4. 治疗

（1）积极治疗原发病：对于某些疾病如甲亢、急性酒精中毒、药物所致的房颤，在去除病因之后，房颤可能自行消失，也可能持续存在。

（2）恢复窦性心律：这是房颤治疗的最佳结果。只有恢复窦性心律（正常心律），才能达到完全治疗房颤的目的，所以对于任何房颤患者均应该尝试恢复窦性心律的治疗方法。可采取直流电复律或药物复律，常用和证实有效的药物有胺碘酮、伊布利特、多非利特等。射频消融可根治房颤。

（3）控制快速心室率：对于不能恢复窦性心律的房颤患者，可以应用药物减慢较快的心室率。常用药物如下。①β受体阻滞剂，是最有效、最常用的药物，可单独应用；②钙通道阻滞药，如维拉帕米和地尔硫䓬可用于房颤时的心室率控制，尤其对于运动状态下的心室率的控制优于地高辛，和地高辛合用的效果也优于单独使用，尤其多用于无器质性心脏病或左心室收缩功能正常以及伴有慢性阻塞性肺疾病的患者；③洋地黄类药物，一直被认为是在紧急情况下控制房颤心室率的一线用药，目前临床上多用于伴有左心衰竭时的心室率控制；④胺碘酮，在其他药物控制无效或禁忌时，在房颤合并心力衰竭需紧急控制心室率时可首选胺碘酮与洋地黄类药物合用。

（4）抗凝治疗：慢性房颤患者不能恢复窦性心律，有较高的栓塞发生率。老年患者，过去有栓塞史、心脏瓣膜病、高血压、糖尿病、左心房扩大及冠心病者发生栓塞的危险性更大。存在上述任何一种情况者均应接受抗凝治疗。口服华法林使凝血酶原时间国际标准化比率（INR）维持在2.0~3.0，能有效预防脑卒中的发生。不宜用华法林及无以上危险因素者，可用阿司匹林100~300 mg/d。抗凝治疗时应严密监测有无出血倾向。

四、房室交界性心律失常

房室交界性心律失常包括房室交界区性期前收缩（交界早）、房室交界区性逸搏与逸搏心律、非阵发性房室交界区性心动过速、与房室交界区相关的折返性心动过速、预激综合征。与房室交界区相关的折返性心动过速或称阵发性室上性心动过速（PSVT），简称室上速，下文重点阐述。室上速由折返机制引起者多见，以房室结内折返性心动过速最常见。室上速常无器质性心脏病表现，不同性别及年龄均可发病。

1. 心电图特征

（1）心率150~250次/分，节律规则。

（2）QRS波形态与时限正常，如发生室内差异性传导，QRS波时间与形态异常。

（3）P波为逆行性，常埋于QRS波内或位于其终末部分，且两者保持固定关系。

（4）起始突然，通常由一个房性期前收缩触发，其下传的PR间期显著延长，随之出现心动过速发作。

2. 临床表现

心动过速发作呈突然发生与终止，持续时间长短不一。患者可有心悸、胸闷、焦虑、头晕，少数有晕厥、心绞痛等，症状轻重取决于发作时心室率的快速程度及持续时间，也与原发病严重程度有关。体检心尖区第一心音强度恒定，心律绝对规则。

3. 治疗

（1）急性发作期根据患者的基础心脏情况，既往发作史，对心动过速耐受程度进行适当处理以终止发作。

1）刺激迷走神经。如患者心功能正常，可先尝试刺激迷走神经的方法。①诱导恶心，冰水敷面。②Valsalva动作（深吸气后屏气，再用力呼气的动作）。③按摩一侧颈动脉窦或压迫一侧眼球（青光眼或高度近视者禁用）5~10秒。可终止心动过速的发作，但停止刺激后有时又恢复原来的心率。

2）药物治疗。①腺苷及钙通道阻滞药：首选腺苷6~12 mg快速静推，起效迅速。无效者可改用维拉帕米治疗，低血压或心力衰竭者不应选用钙通道阻滞药。②洋地黄类药物与β受体阻滞剂：房室结折返性心动过速伴心功能不全时首选洋地黄类药物，其他患者已少用此药。β受体阻滞剂也能终止发作，但应注意禁忌证，如避免用于失代偿的心力衰竭、支气管哮喘患者。③其他：可选用普罗帕酮1~2 mg/kg静脉注射。

3）非药物治疗：食管心房调搏术也可有效终止发作。直流电复律可用于患者发作时伴有严重心绞痛、低血压、充血性心力衰竭表现。

（2）预防复发。

1）射频消融术可有效根治心动过速，应优先考虑使用。

2）药物可选用洋地黄类、钙通道阻滞药及β受体阻滞剂。

五、室性心律失常

室性心律失常主要包括室性期前收缩、室性心动过速、心室扑动与心室颤动。由于室性心律失常易导致心肌收缩不协调等，相对而言对机体所造成的危害更大。

（一）室性期前收缩

室性期前收缩也称室性早搏，简称室早，是最常见的心律失常，为提早出现的、源于窦房结以外心室任何部位的异位心律。

1. 病因

正常人与各种心脏病患者均可发生室早。正常人发生室早的机会随年龄增长而增加，心肌缺血缺氧、麻醉、心肌炎等也可发生室早。洋地黄类药物等中毒发生严重心律失常前，常先有室早出现。另外，电解质紊乱、焦虑、过量饮酒及咖啡可为室早的诱因。

2. 心电图特征

（1）提前发生的宽大畸形的QRS波群，时限>0.12秒，其前无P波，ST-T波与主波方向相反。

（2）其后有完全性代偿间歇，即包含室性期前收缩在内的、前后两个下传的窦性RR间期，等于两个窦性RR间期。二联律是指每个窦性搏动后跟随一个室早，三联律是每两个正常搏动后跟随一个室早。连续两个室早称为成对室早。同一导联内室早形态相同者为单形性室早，形态不同者为多形性或多源性室早。室性期前收缩的QRS波群起始部落在前面的T波上，称为"R-on-T"现象。

3. 临床表现

患者可无症状或有心悸、心前区不适和乏力等。听诊时，室早的第二心音减弱或听不到，第一心音后出现较长的停顿。患者是否有症状及症状的严重程度与期前收缩的频发程度常不直接相关。频发性、成对出现、多源性、R-on-T现象的室性期前收缩，因有进一步发展为室性心动过速甚至室颤的可能，又称危险性室性期前收缩，应引起重视。

4. 治疗

应考虑有无器质性心脏病，是否影响心排血量以及发展为严重心律失常的可能性来决定治疗原则。

（1）无器质性心脏病：如无明显症状常无需用药治疗。如症状明显，宜做好解释工作，说明良性预后，消除患者顾虑；避免诱因如情绪紧张、劳累、吸烟、饮用咖啡等。药物可选用镇静剂、β受体阻滞剂、普罗帕酮、美西律等。

（2）急性心肌缺血：急性心肌梗死初期一旦出现室早与室性心动过速，应立即静脉使用利多卡因，以防心室颤动发生；若患者发生窦性心动过速与室早，早期应用β受体阻滞剂也可能减少心室颤动的危险。但心室颤动与室早之间并无必然联系，无须预防性使用抗心律失常药。

（3）慢性心脏病变：心肌梗死后与心肌病患者常伴室早，若无禁忌证，可用β受体阻滞剂或胺碘酮治疗。

（二）室性心动过速

室性心动过速简称室速。

室速常发生于各种器质性心脏病患者，最常见的是冠心病急性心肌梗死。发作时间稍长，则常出现严重血流动力学的改变，心、脑等器官供血不足明显，因此，是心血管病常见急症之一。

1. 心电图特征

（1）3个或3个以上的室性期前收缩连续出现。

（2）QRS波群宽大畸形，时限>0.12秒，ST-T波与QRS主波方向相反。

（3）心室率通常为100~250次/分，节律规则或略不规则。

（4）心房波与QRS无固定关系，形成房室分离，可有心室夺获和室性融合波。

（5）发作通常突然开始。

2. 临床表现

临床症状的轻重与室速发作时的心室率、持续时间、基础心脏病变和心功能状况有关。发作时间<30秒、能自行终止的非持续性室速的患者常无症状。持续性室速（发作时间>30秒，需药物或电复律方能终止）常伴血流动力学障碍和心肌缺血，患者可有血压下降、少尿、晕厥、心绞痛等症状。听诊时心率轻度不规则，第一、第二心音分裂。

3. 治疗

治疗原则为有器质性心脏病或有明确诱因者首先给予针对性治疗；无器质性心脏病者发生非持续性室速，如无症状或无血流动力学障碍，处理原则同室早。持续性室速发作者，无论有无器质性心脏病，都应给予治疗。兴奋迷走神经的方式大多不能终止室速的发作。

（1）急性发作期的处理：急性发作期的处理原则为终止室速发作。

1）同步直流电复律：已出现低血压、休克、心绞痛、充血性心力衰竭或脑血流灌注不良等症状，应首选迅速施行电复律，但洋地黄类药物中毒引起者不宜用电复律。

2）药物治疗：血流动力学尚稳定时，可先用抗心律失常药物治疗，无效再行电复律。首选利多卡因，其他药物可选用普罗帕酮、胺碘酮、普鲁卡因胺等。

（2）预防复发：治疗原则包括治疗基础疾病和消除诱因、抗心律失常药物治疗（如β受体阻滞剂、胺碘酮、普罗帕酮等）、外科治疗、射频消融治疗及植入式心脏复律除颤仪（IDC）治疗等。

（三）心室扑动与心室颤动

心室扑动与心室颤动简称室扑与室颤，是致命性的心律失常，如不治疗3~5分钟内可致命。室扑是室颤的前奏，室颤是导致心源性猝死的常见心律失常，也是临终前循环衰竭的心律改变。引起室扑与室颤的常见原因是缺血性心脏病，如冠心病、心肌病、心脏瓣膜病。另外，抗心律失常药特别是引起长QT间期延长的药物如奎尼丁、严重缺血缺氧、预激综合征合并房颤等也可引起室扑或室颤。

1. 心电图特征

（1）室扑：无正常的 QRS-T 波群，代之以连续快速的正弦波图形，波幅大而规则，频率为 150~300 次/分。

（2）室颤：出现波形、振幅及频率均极不规则的低小波（<0.2 mv），无法辨别 QRS-T 波群，频率达 200~500 次/分。

2. 临床表现

包括抽搐、意识丧失、呼吸停顿甚至死亡。听诊心音消失，测不到脉搏及血压。无泵衰竭或心源性休克的急性心肌梗死患者出现的原发性室颤预后较佳，抢救成功率较高，复发率很低。反之，非伴随急性心梗的室颤，一年内复发率高达 20%~30%。

3. 治疗

应争分夺秒进行抢救，尽快恢复有效心室收缩。抢救应遵循心肺复苏原则进行。最有效的方法是立即非同步直流电除颤，无条件电除颤的应即刻给予胸外心脏按压。

六、房室传导阻滞

房室传导阻滞是指由于生理或病理的原因，窦房结的冲动经心房传至心室的过程中，房室交界区出现部分或完全的传导阻滞。按阻滞的严重程度可将传导阻滞分三度：一度、二度为不完全性房室传导阻滞，三度为完全性传导阻滞，所有冲动都不能传导至心室。

1. 病因

（1）正常人或运动员可发生莫氏 I 型（文氏型）房室传导阻滞，夜间多见，与迷走神经张力增高有关。

（2）器质性心脏病：是房室传导阻滞最常见的病因，如高血压性心脏病、冠心病、心脏瓣膜病。

（3）其他：心脏手术、电解质紊乱、药物中毒、甲状腺功能低下症等都是房室传导阻滞的病因。

2. 心电图特征

（1）一度房室传导阻滞：一度房室传导阻滞仅有房室传导时间的延长，时间>0.20 秒，无 QRS 波群脱落。

（2）二度房室传导阻滞。

1）I 型又名文氏阻滞，较常见，极少发展为三度房室传导阻滞。心电图表现为：①PR 间期进行性延长，直至一个 P 波受阻不能下传心室；②包含受阻 P 波在内的 RR 间期小于正常窦性 PP 间期的两倍；③QRS 波群大多正常。最常见的房室传导比例为 3：3 或 5：4。

2）II 型：又称莫氏现象，易转变成三度房室传导阻滞。心电图特征为：①下传的搏动中，PR 间期固定不变，时限可正常也可延长；②有间歇性 QRS 波群脱落，常呈 2：1 或 3：1。③QRS 波形态正常，则阻滞可能位于房室结内。

PR 间期逐渐延长，直至 P 波后的 QRS 波脱落，出现长间歇，为文氏型传导阻滞。P 波规律出现，PR 间期固定，P 波与 QRS 波之比为 2：1~3：2，为莫氏 II 型房室传导阻滞。

（3）三度房室传导阻滞：心电图特征如下。①心房和心室的激动各自独立，互不相关。②心房率快于心室率，心房冲动来自窦房结或异位心房节律。③心室起搏点通常在阻滞部位以下，如为希氏束及其近邻，则频率40~60次/分，QRS波正常；如位于室内传导系统的远端，则心室率在40次/分以下，QRS波增宽。

3. 临床表现

一度房室传导阻滞的患者常无症状。二度房室传导阻滞可有心悸，也可无症状。三度房室传导阻滞的症状取决于心室率快慢与原发病变，可有疲倦、乏力、头晕，甚至晕厥、心肌缺血和心力衰竭的表现。突发的三度房室传导阻滞常因心室率过慢导致急性脑缺血，患者可出现意识丧失甚至抽搐等症状，称为阿—斯综合征，严重者可发生猝死。

听诊时，一度房室传导阻滞可有第一心音减弱；二度房室传导阻滞文氏型可有第一心音逐渐减弱，并有心搏脱落；莫氏型有间歇性心搏脱落，但第一心音强度恒定。三度房室传导阻滞的第一心音强度经常变化，可闻及大炮音，心率多在40~60次/分，伴有低血压。

4. 治疗

针对不同病因、不同阻滞程度及症状轻重进行不同的治疗。

（1）一度与二度Ⅰ型房室传导阻滞：心室率不太慢，故无需特殊治疗。

（2）二度Ⅱ型与三度房室传导阻滞：心室率显著减慢，伴有明显症状与血流动力学障碍，甚至出现阿—斯综合征，应及时提高心室率。

1）药物治疗：阿托品（0.5~2.0 mg，静脉注射），适用于房室传导阻滞的患者。异丙肾上腺素（1~4 μg/min，静脉滴注）适用于任何部位的房室传导阻滞，但急性心肌梗死患者易发生严重室性心律失常，故此类患者应慎用。上述药物不应长期使用。

2）心脏起搏治疗：心室率低于40次/分，症状严重，特别是有阿—斯综合征发作者，应首选临时或埋藏式心脏起搏治疗。

七、心律失常患者的护理

（一）主要护理诊断/问题

1. 活动无耐力

与心律失常导致心排血量减少有关。

2. 焦虑/恐惧

与疾病带来的不适感、意识到自己的病情较重及不适应监护室气氛等有关。

3. 潜在的并发症

猝死。

4. 有受伤的危险

与心律失常引起的头晕及晕厥有关。

（二）护理措施

1. 病情观察

（1）心电监护：密切监测患者的血压、脉搏及呼吸的变化。应注意有无引起猝死的严重心律失常征兆如频发性、多源性或成对室早、室速，密切监测高度房室传导阻滞、病窦综合征等患者的心室率。发现上述情况应立即汇报医师处理，同时做好抢救准备。

（2）注意组织灌注不足的征象：倾听患者的主诉，观察患者的神志、面色、四肢末梢循环的变化，同时监测尿量。对行房颤电复律的患者，应注意有无栓塞征象的出现。

2. 休息与活动

功能性或轻度器质性心律失常且血流动力学改变不大的患者，应注意劳逸结合，可维持正常工作和生活，积极参加体育锻炼，以改善自主神经功能。血流动力学不稳定的患者应绝对卧床休息，以减少心肌耗氧量，降低交感神经活性。协助做好生活护理，保持大便通畅，避免和减少不良刺激。

3. 饮食护理

食物宜清淡、低脂、富纤维素及含钾丰富，少食多餐，避免饱食。合并心力衰竭者应限制钠盐的摄入；鼓励进食含钾丰富的食物，避免低血钾诱发心律失常；鼓励多食纤维素丰富的食物，以保持大便通畅；戒烟酒，避免食用刺激性强的食物和饮用咖啡、浓茶等。

4. 对症护理

（1）心悸：各种原因引起的心律失常均可导致心悸。①告诫患者保持情绪稳定，避免不良刺激与诱发因素。②症状明显时尽量避免左侧卧位，因该卧位时患者感觉到心脏搏动而使不适感加重。③伴呼吸困难、发绀时，给予 2~4 L/min 氧气吸入，必要时遵医嘱服用 β 受体阻滞剂等药物。④做好基础心脏病的护理工作，因多数严重心悸患者的心律失常均存在基础心脏病。

（2）眩晕、晕厥：该病多为骤发，严重心律失常造成长时间心脏停搏或无有效的心排血量是心源性晕厥的最常见病因。常历时短暂，多在 1~2 分钟内恢复。

1）避免诱因：嘱患者避免剧烈活动、情绪激动或紧张、快速改变体位以及屏气动作等。

2）一旦出现眩晕、晕厥症状的处理：①应立即使患者平卧位，保持气道通畅；②检查患者有无呼吸和脉搏，如无，则应立即叩击心前区 1~2 次，作体外心脏按压，并尽早电击除颤；③建立静脉通道；④给予氧气吸入。

（3）阿—斯综合征和猝死。

1）加强心律失常高危患者的评估与监护，如冠心病、心力衰竭、心肌病、心肌炎、药物中毒、电解质紊乱和低氧血症、酸碱失衡。

2）避免诱因：情绪创伤、劳累、寒冷、失眠、排便用力等是诱发猝死的因素，护士应正确指导患者的休息和活动，注意心理疏导，保持安静、舒适的生活环境，减少干扰，以降低猝死的发生率。

3）当患者发生较严重心律失常时：①绝对卧床休息，保持情绪稳定；②给予鼻导管吸氧，持续心电监护，建立静脉通道并保持通畅；③准备好抗心律失常的药物、抢救药品、除颤仪、临时起搏器等，随时做好抢救准备；④对于突然发生室扑或室颤的患者，立即行非同步直流电除颤。

5. 用药、安置起搏器及心脏电复律的护理

（1）用药护理。①正确、准确使用抗心律失常药：口服药应按时按量服用；静脉注射速度应缓慢（腺苷除外），宜 5~15 分钟内注完；滴注药物可用输液泵调节速度。用药过程中及用药后要注意观察患者心律、心率、血压、呼吸及意识状况，以判断疗效。②注意观察药物不良反应（表 3-1）。

表 3-1　常用抗心律失常药物的适应证及不良反应

药名	适应证	不良反应
奎尼丁	房性与室性期前收缩；各种快速性心动过速；心房颤动和心房扑动；预防上述心律失常复发	（1）消化道症状：厌食、呕吐、恶心、腹泻、腹痛等。血液系统症状：溶血性贫血、血小板减少 （2）心脏症状：窦性停搏、房室传导阻滞、QT 间期延长与尖端扭转性室速、晕厥、低血压 （3）其他：视听觉障碍、意识模糊、皮疹、发热
普鲁卡因胺		（1）心脏症状：中毒浓度抑制心肌收缩力，低血压，传导阻滞与 QT 间期延长及多形性室速 （2）胃肠道反应：较奎尼丁少见，中枢神经系统反应较利多卡因少见 （3）其他：可见发热、粒细胞减少症；药物性狼疮。
利多卡因	急性心肌梗死或复发性室性快速性心律失常；心室颤动复苏后防止复发	（1）神经系统症状：眩晕、感觉异常、意识模糊、谵妄、昏迷 （2）心脏症状：少数可引起窦房结抑制，房室传导阻滞
美西律	急、慢性室性快速性心律失常（特别是 QT 间期延长者）；常用于小儿先天性心脏病及室性心律失常	（1）心脏症状：低血压（发生于静脉注射时）、心动过缓 （2）其他：呕吐、恶心、运动失调、震颤、步态障碍、皮疹
普罗帕酮	室性期前收缩；各种类型室上性心动过速，难治性、致命性室速	（1）心脏症状：窦房结抑制、房室传导阻滞、加重心力衰竭 （2）其他：眩晕、味觉障碍、视物模糊；胃肠道不适；可能加重支气管痉挛
β受体阻滞剂	甲状腺功能亢进症、嗜铬细胞瘤、麻醉、运动与精神诱发的心律失常；房颤与房扑时减慢心室率；室上性心动过速；洋地黄类药物中毒引起的心动过速、期前收缩等；长 QT 间期延长综合征；心肌梗死后	（1）心脏症状：低血压、心动过缓、充血性心力衰竭、心绞痛突然撤药引起症状加重、心律失常、急性心肌梗死 （2）其他：加剧哮喘与慢性阻塞性肺疾病；间歇性跛行、雷诺现象、精神抑郁；糖尿病可能出现低血糖、乏力
胺碘酮	各种快速心律失常；肥厚性心肌病，心肌梗死后室性心律失常、复苏后预防室性心律失常复发	（1）最严重心外毒性为肺纤维化；转氨酶升高；光过敏，角膜色素沉着；甲状腺功能亢进症或减退症；胃肠道反应 （2）心脏症状：心动过缓，致心律失常作用少
维拉帕米	各种折返性室上性心动过速；房颤与房扑时减慢心室率，某些特殊类型的室速	（1）增加地高辛浓度 （2）心脏症状：低血压、心动过缓、房室传导阻滞、心搏停顿。禁用于严重心力衰竭、严重房室传导阻滞、房室旁路前传的房颤、严重窦房结病变、室性心动过速、心源性休克
腺苷	折返环中含有房室结的折返性心动过速的首选药；心力衰竭、严重低血压适用	潮红、短暂的呼吸困难、胸部压迫感（1分钟左右），可有短暂的窦性停搏、室性期前收缩或短阵室性心动过速

（2）安置起搏器及心脏电复律的护理。

6. **心理护理**

经常与患者交流，倾听心理感受，给予必要的解释与安慰，加强巡视。鼓励家属安慰患者，酌情增减家属探视时间。

（三）健康教育

心律失常的预后取决于有无器质性心脏病及心律失常的类型、严重程度。健康教育主要体现在以下 4 个方面。

1. 疾病知识宣教

向患者讲解心律失常的病因、诱因、临床表现及防治知识。教会患者及家属自测脉搏和心律的方法，每日 1 次，每次 1 分钟，并做好记录。积极治疗原发病，遵医嘱服用抗心律失常药，不可自行增减药或停药，同时注意药物的不良反应。有晕厥史的患者应避免从事驾驶、高空作业等危险工作，出现头晕等脑缺血症状时，应立即平卧，下肢适当抬高。教会家属心肺复苏术，以备急用。

2. 避免诱因

注意休息，劳逸结合，情绪稳定，防止增加心脏负担。无器质性心脏病的患者应积极参与体育锻炼，改善自主神经功能。有器质性心脏病的患者根据心功能情况酌情活动。快速型心律失常患者应戒烟酒，避免摄入刺激性食物，如咖啡、浓茶、槟榔等。心动过缓者应避免屏气用力动作，如用力排便，以免兴奋迷走神经而加重心动过缓。

3. 以下情况应及时就诊

（1）脉搏过缓，少于 60 次/分，并有头晕、目眩或黑矇。

（2）脉搏过快，超过 100 次/分，休息及情绪稳定时仍不减慢。

（3）脉律不齐，有漏搏，期前收缩超过 5 次/分。

（4）原来整齐的脉搏出现脉搏忽强忽弱、忽快忽慢。

（5）应用抗心律失常药物后出现不良反应。

4. 复诊

定期门诊复查 ECG。

（王　楠）

第三节　冠状动脉硬化性心脏病

冠状动脉粥样硬化性心脏病是冠状动脉粥样硬化后造成管腔狭窄、阻塞和（或）冠状动脉功能性痉挛，导致心肌缺血、缺氧引起的心脏病，简称冠心病，又称缺血性心脏病，是动脉硬化引起器官病变的最常见类型，也是严重危害人们健康的常见病。本病发病多在 40 岁以后，早期男性发病率多于女性。

根据本病的病理解剖和病理生理变化的不同和临床表现特点，世界卫生组织将冠状动脉粥样硬化性心脏病分为隐匿型冠心病、心绞痛型冠心病、心肌梗死型冠心病、缺血性心肌病及猝死型冠心病五种临床类型。

近年来临床专家将冠状动脉粥样硬化性心脏病分为急性冠状动脉综合征和慢性缺血综合征两大类。急性冠状动脉综合征包括不稳定型心绞痛、非 ST 段抬高性心肌梗死、ST 段抬高性心肌梗死、猝死型冠心病；慢性缺血综合征包括稳定型心绞痛、冠状动脉正常的心绞痛（X 综合征）、无症状性心肌缺血、缺血性心肌病。

一、心绞痛

心绞痛临床分为稳定型心绞痛和不稳定型心绞痛。稳定型心绞痛是指在冠状动脉粥样硬化的基础上，由于心肌负荷增加，发生冠状动脉供血不足，导致心肌急剧暂时的缺血、缺氧所引起的临床综合征。

（一）病因与发病机制

当冠状动脉的供血与心肌需血量之间发生矛盾时，冠状动脉血流量不能满足心肌细胞代谢需要，造成心肌暂时的缺血、缺氧，心肌在缺血、缺氧情况下产生的代谢产物，刺激心脏内的传入神经末梢，颈$_{1～5}$胸交感神经节和相应的脊髓段，传入大脑，再与自主神经进入水平相同脊髓段的脊神经所分布的区域，即胸骨后、胸骨下段、上腹部、左肩、左臂前内侧与小指，产生疼痛感觉。由于心绞痛不是躯体神经传入，因此不能准确定位，常不是锐痛。

正常心肌耗氧的多少主要取决心肌张力、心肌收缩强度、心率，因此常用"心率×收缩压"，作为评估心肌耗氧的指标。心肌能量的产生需要心肌细胞将血液中大量的氧摄入，因此，当氧供需增加的时候，就难以从血液中摄入更多的氧，只能增加冠状动脉的血流量提供。在正常情况下，冠状动脉血流量随机体生理需要而变化，在剧烈体力活动、缺氧等情况时，冠状动脉就要扩张，使血流量增加，满足机体需要。

当冠状动脉粥样硬化所致的冠脉管腔狭窄和（或）部分分支闭塞时，冠状动脉扩张能力减弱，血流量减少，对心肌供血处于相对固定状态，一般休息状态可以无症状。当心脏负荷突然增加，如劳累、情绪激动等，使心肌张力增加、心肌收缩力增加、心率增快，都可以引起心肌耗氧量增加，冠状动脉不能相应扩张以满足心肌需血量，引起心绞痛发作。另外如主动脉瓣膜病变、严重贫血、肥厚型心肌病等，由于血液携带氧的能力降低或是肥厚的心肌使心肌耗氧增加或是心排血量过低/舒张压过低，均可造成心肌氧的供需失衡，心肌缺血、缺氧，引发心绞痛。各种原因引起冠状动脉痉挛，不能满足心肌需血量，也可引发心绞痛。

稳定型心绞痛常发生于劳累、激动的当时，典型心绞痛在相似的情况下可重复出现，但是同样的诱因情况，可以只是在早晨而不在下午出现心绞痛，提示与早晨交感神经兴奋性增高等昼夜节律变化有关。当发作的规律有变化或诱因强度降低仍诱发心绞痛发作，常提示病人发生不稳定型心绞痛。

（二）临床表现

1. 症状

阵发性胸痛或心前区不适是典型心绞痛的特点。

（1）疼痛部位：多见于胸骨体中上段、胸骨后，可波及心前区，甚至整个前胸，边界表达不清。可放射至左肩、左臂内侧，甚至可达左手环指和小指，也可向上放射至颈、咽部和下颌部，也可放射至上腹部甚至下腹部。

（2）疼痛性质：常为压迫感、发闷、紧缩感，也可为烧灼感，偶可伴有濒死、恐惧感。患者可因疼痛而被迫停止原来的活动，直至症状缓解。

（3）持续时间：1~5分钟，一般不超过15分钟。

（4）缓解方式：休息或含服硝酸甘油后几分钟内缓解。

（5）发作频率：发作频率不固定，可数日或数周发作1次，也可一日内多次发作。

（6）诱发因素：有体力劳动、情绪激动、饱餐、寒冷、吸烟、休克等情况。

2. 体征

发作时可有心率增快，血压暂时升高。有时出现第四或第三心音奔马律。也可有心尖部暂时性收缩期杂音，出现交替脉。

（三）辅助检查

1. 心电图检查

心电图检查是发现心肌缺血，诊断心绞痛最常用的方法。

（1）静息心电图检查：缓解期可无任何表现。心绞痛发作期特征性的心电图可见 ST 段压低>0.1 mV，T 波低平或倒置，ST 段改变比 T 波改变更具有特异性。少部分患者发作时低平、倒置的 T 波变为直立，也可以诊断心肌缺血。T 波改变对于心肌缺血诊断的特异性不如 ST 段改变，但发作时的心电图与发作前的心电图进行比较有明显差别，而且发作之后心电图有所恢复，有时具有诊断意义。

部分患者发作时可出现各种心律失常，最常见的是左束支传导阻滞和左前分支传导阻滞。

（2）心电图负荷试验：心电图负荷试验是最常用的运动负荷试验。心绞痛患者在运动中出现典型心绞痛，心电图有 ST 段水平型或下斜型压低≥0.1 mV，持续 2 分钟即为运动负荷试验阳性。

2. 超声心动图检查

缓解期可无异常表现，心绞痛发作时可发现节段性室壁运动异常，可有一过性心室收缩、舒张功能障碍的表现。

超声心动图负荷试验是诊断冠心病的方法之一，敏感性和特异性高于心电图负荷试验，可以识别心肌缺血的范围和程度。

3. 放射性核素检查

^{201}TI（铊）静息和负荷心肌灌注显像，在静息状态可以见到心肌梗死后瘢痕部位的铊灌注缺损的显像。负荷心肌灌注显像是在运动诱发心肌缺血时，显示出冠状动脉供血不足而导致的灌注缺损。

4. 冠状动脉造影检查

冠状动脉造影检查目前是诊断冠心病的金标准。可发现冠状动脉系统病变的范围和程度，当管腔直径缩小 75% 以上时，将严重影响心肌供血。

（四）治疗

心绞痛治疗的主要目的，一是预防心肌梗死及猝死，改善预后；二是减轻症状，提高生活质量。

1. 心绞痛发作期治疗

（1）休息：发作时立刻休息，一般在停止活动后 3~5 分钟症状即可消失。

（2）应用硝酸酯类药物：硝酸酯类药物是最有效、作用最快终止心绞痛发作的药物，如舌下含化硝酸甘油 0.3~0.6 mg，1~2 分钟开始起效，作用持续 30 分钟左右或舌下含化硝酸异山梨酯 5~10 mg，2~5 分钟起效，作用持续 2~3 小时。

2. 心绞痛缓解期治疗

（1）去除诱因：尽量避免已确知的诱发因素，保持体力活动，调整活动量，避免过度劳累；保持平和心态，避免心情紧张及情绪激动；调整饮食结构，严禁烟酒，避免饱餐。

控制血压，将血压控制在 130/80 mmHg 以下；改善生活方式，控制体重；积极治疗糖尿病，控制糖化血红蛋白≤7%。

（2）应用硝酸酯制剂：硝酸酯制剂可以扩张容量血管，减少静脉回流，同时对动脉也有轻度扩张，降低心脏后负荷，进而降低心肌耗氧量。硝酸酯制剂可以扩张冠状动脉，增加心肌供血，改善需血氧与供血氧的矛盾，缓解心绞痛症状。

1）硝酸甘油：舌下含服，起效快，常用于缓解心绞痛发作。

2）硝酸甘油气雾剂：常可用于缓解心绞痛发作，作用方式同舌下含片。

3）2%硝酸甘油贴剂：适用于预防心绞痛发作，贴在胸前或上臂，缓慢吸收。

4）二硝酸异山梨酯：二硝酸异山梨酯口服，每次 5~20 mg，每日 3 次，服用后 30 分钟起效，作用维持 3~5 小时。舌下含服 2~5 分钟起效，每次可用 5~10 mg，维持时间为 2~3 小时。

硝酸酯制剂不良反应有头晕、头部跳痛感、面红、心悸等，静脉给药还可有血压下降。硝酸酯制剂持续应用可以产生耐药性。

（3）应用 β 受体阻滞剂：β 受体阻滞剂是冠心病二级预防的首选药，应终身服用，如普萘洛尔、阿替洛尔、美托洛尔等。使用剂量应个体化，在治疗过程中以清醒时静息心率不低于 50 次/分为宜。从小剂量开始，逐渐增加剂量，以达到缓解症状、改善预后目的。如果必须停药应逐渐减量，避免突然停药引起症状反跳，甚至诱发急性心肌梗死。对于心动过缓、房室传导阻滞患者不宜使用。慢性阻塞性肺疾病、支气管哮喘、心力衰竭、外周血管病患者均应慎用。

（4）应用钙通道阻滞药：钙通道阻滞药抑制心肌收缩，扩张周围血管，降低动脉压，降低心脏后负荷，减少心肌耗氧量。还可以扩张冠状动脉，缓解冠状动脉痉挛，改善心内膜下心肌供血。临床常用制剂有硝苯地平、地尔硫䓬等。

常见不良反应有胫前水肿、面部潮红、头痛、便秘、嗜睡、心动过缓、房室传导阻滞等。

（5）应用抑制血小板聚集的药物：冠状动脉内血栓形成是急性冠心病事件发生的主要特点，抑制血小板功能对于预防事件、降低心血管死亡具有重要意义。临床常用肠溶阿司匹林 75~150 mg/d，主要不良反应是胃肠道症状，严重程度与药物剂量有关，引发消化道出血的年发生率为 1‰~2‰。如有消化道症状及不能耐受、过敏、出血等情况，可应用氯吡格雷和质子泵抑制药如奥美拉唑，替代阿司匹林。

（五）护理

1. 一般护理

发作时应立即休息，同时舌下含服硝酸甘油。缓解期可适当活动，避免剧烈运动，保持情绪稳定。秋、冬季外出应注意保暖。对吸烟患者应鼓励戒烟，以免加重心肌缺氧。

2. 病情观察

了解患者发生心绞痛的诱因，发作时疼痛的部位、性质、持续时间、缓解方式、伴随症状等。发作时应尽可能描记心电图，以明确心肌供血情况。如症状变化应警惕急性心肌梗死的发生。

3. 用药护理

应用硝酸甘油时，嘱咐患者舌下含服或嚼碎后含服，应在舌下保留一些唾液，以利于药物迅速溶解而吸收。含药后应平卧，以防低血压的发生。服用硝酸酯类药物后常有头胀、面红、头晕、心悸等血管扩张的表现，一般持续用药数日后可自行好转。对于心绞痛发作频繁或含服硝酸甘油效果不好的患者，可静脉滴注硝酸甘油，但注意滴速，需监测血压、心率变化，以免造成血压降低。青光眼、低血压患者禁用。

4. 饮食护理

给予低热量、低脂肪、低胆固醇、少糖、少盐、适量蛋白质、含丰富维生素的饮食，宜少食多餐，不饮浓茶、咖啡，避免辛辣刺激性食物。

5. 健康教育

（1）饮食指导：告诉患者宜摄入低热量、低动物脂肪、低胆固醇、少糖、少盐、适量蛋白质食物，饮食中应有适量的纤维素和丰富的维生素，宜少食多餐，不宜过饱，不饮浓茶、咖啡，避免辛辣刺激性食物。肥胖者控制体重。

（2）预防疼痛：寒冷可使冠状动脉收缩，加重心肌缺血，故冬季外出应注意保暖。告诉患者洗澡不要在饱餐或饥饿时进行，洗澡水不要过冷或过热，时间不宜过长，不要锁门，以防意外。有吸烟习惯的患者应戒烟，因为吸烟产生的一氧化碳影响氧合，加重心肌缺氧，引发心绞痛。

（3）活动与休息：合理安排活动和休息缓解期可适当活动，但应避免剧烈运动（如快速登楼、追赶汽车），保持情绪稳定，避免过劳。

（4）定期复查：定期检查心电图、血脂、血糖情况，积极治疗高血压，控制血糖和血脂。如出现不适及疼痛加重，用药效果不好，应到医院就诊。

（5）按医嘱服药：平时要随身携带保健药盒（内有保存在深色瓶中的硝酸甘油等药物）以备急用，并注意定期更换。学会自我监测药物的不良反应，自测脉率、血压，密切观察心率及血压变化，如发现心动过缓应到医院调整药物。

二、急性心肌梗死

急性心肌梗死是在冠状动脉硬化的基础上，冠状动脉血供应急剧减少或中断，使相应的心肌发生严重持久的缺血导致心肌坏死。临床表现为持久的胸前区疼痛、发热、血白细胞计数增多、血清心肌坏死标志物增多和心电图进行性变化，还可发生心律失常、休克或心力衰竭三大并发症，属于急性冠状动脉综合征的严重类型。

（一）病因与发病机制

基本病因是冠状动脉粥样硬化，造成一支或多支血管狭窄，在侧支循环未建立时，使心肌供血不足。也有极少数患者以冠状动脉栓塞、炎症、畸形、痉挛和冠状动脉口阻塞为基本病因。

在冠状动脉严重狭窄的基础上，一旦心肌需血量猛增或冠状动脉血供锐减，使心肌缺血达20~30分钟或以上，即可发生急性心肌梗死。

研究证明，多数心肌梗死是由于粥样斑块破溃、出血、管腔内血栓形成，使管腔闭塞。还有部分患者是由于冠状动脉粥样斑块内或斑块下出血或血管持续痉挛，也可使冠状动脉完全闭塞。

促使粥样斑块破裂、出血、血栓形成的诱因有：①机体交感神经活动增高，应激反应性增强，心肌收缩力加强、心率加快、血压增高；②饱餐，特别在食用大量脂肪后，血脂升高，血液黏稠度增高；③剧烈活动、情绪过分紧张或过分激动、用力排便或血压突然升高，均可使左心室负荷加重；④脱水、出血、手术、休克或严重心律失常，可使心排血量减少，冠状动脉灌注减少。

急性心肌梗死发生并发症，均可使冠状动脉灌注量进一步降低，心肌坏死范围扩大。

（二）临床表现

1. 先兆表现

50%以上的病人发病数日或数周前有胸闷、心悸、乏力、恶心、大汗、烦躁、血压波动、心律失常、心绞痛等前驱症状。以新发生的心绞痛或原有心绞痛发作频繁且程度加重、持续时间长、服用硝酸甘油效果不好为常见。

2. 主要症状

（1）疼痛：为最早、最突出的症状，其性质和部位与心绞痛相似，但程度更剧烈，伴有烦躁、大汗、濒死感。一般无明显的诱因，疼痛可持续数小时或数日，经休息和含服硝酸甘油无效。少数患者症状不典型，疼痛可位于上腹部或颈背部，甚至无疼痛表现。

（2）全身症状：一般在发生疼痛24~48小时或以后，出现发热、心动过速。一般发热体温在38℃左右，多在1周内恢复正常。可有胃肠道症状如恶心、呕吐、上腹胀痛，重者可有呃逆。

（3）心律失常：有75%~95%的患者发生心律失常，多发生于病后1~2日，前24小时内发生率最高，以室性心律失常最多见，如频发室性期前收缩，成对出现或呈短阵室性心动过速，常是出现室颤先兆。室颤是急性心肌梗死早期患者死亡的主要原因。

（4）心源性休克：疼痛时常见血压下降，如疼痛缓解时，收缩压<80 mmHg（10.7 kPa），同时伴有烦躁不安、面色苍白或发绀、皮肤湿冷、脉搏细速、尿量减少、反应迟钝，则为休克表现，约20%的患者常于心肌梗死后数小时至1周内发生。

（5）心力衰竭：约50%的患者在起病最初几日，疼痛或休克好转后，出现呼吸困难、咳嗽、发绀、烦躁等左侧心力衰竭的表现，重者可发生急性肺水肿，随后可出现颈静脉怒张、肝肿大、水肿等右侧心力衰竭的表现。右心室心肌梗死患者可发病开始即出现右侧心力衰竭表现，同时伴有血压下降。

3. 体征

多数患者心率增快，但也有少数患者心率变慢，心尖部第一心音减低，出现第三、第四心音奔马律。10%~20%的患者在发病的2~3日，由于反应性纤维性心包炎，可出现心包摩擦音。可有各种心律失常。

除极早期血压可增高外，随之几乎所有患者血压下降，发病前高血压患者血压可降至正常，而且多数患者不再恢复起病前血压水平。

可有与心律失常、休克、心力衰竭相关体征。

4. 其他并发症

乳头肌功能不全或断裂、心室壁瘤、栓塞、心脏破裂、心肌梗死后综合征等。

（三）辅助检查

1. 心电图改变

（1）特征性改变：①面向坏死区的导联，出现宽而深的异常 Q 波；②在面向坏死区周围损伤区的导联，出现 ST 段抬高呈弓背向上；③在面向损伤区周围心肌缺氧区的导联，出现 T 波倒置；④在背向心肌梗死的导联则出现 R 波增高、ST 段压低、T 波直立并增高。

（2）动态性改变：起病数小时后 ST 段弓背向上抬高，与直立的 T 波连接成单向曲线；两日内出现病理性 Q 波，R 波减低；数日后 ST 段恢复至基线水平，T 波低平、倒置或双向；数周后 T 波可倒置，病理性 Q 波永久遗留。

2. 实验室检查

（1）肌红蛋白：肌红蛋白敏感性高但特异性不高，起病后 2 小时内升高，12 小时内达到高峰，24~48 小时恢复正常。

（2）肌钙蛋白：肌钙蛋白 I 或肌钙蛋白 T 起病后 3~4 小时升高。肌钙蛋白 I 11~24 小时达到高峰，7~10 日恢复正常。肌钙蛋白 T 24~48 小时达到高峰，10~14 日恢复正常。

这些心肌结构蛋白含量增加是诊断心肌梗死的敏感指标。

（3）血清心肌酶：出现肌酸激酶同工酶 CK-MB、磷酸肌酸激酶、门冬氨酸氨基转移酶、乳酸脱氢酶升高。其中磷酸肌酸激酶是出现最早、恢复最早的酶，肌酸激酶同工酶 CK-MB 诊断敏感性和特异性均极高，起病 4 小时内增高，16~24 小时达到高峰，3~4 日恢复正常。增高程度与梗死的范围呈正相关，其高峰出现时间是否提前有助于判断溶栓治疗是否成功。

（4）血细胞：发病 24~48 小时后白细胞升高（10~20）×10⁹/L，中性粒细胞占比增多，嗜酸性粒细胞减少，红细胞沉降率增快，C 反应蛋白增高。

（四）治疗

急性心肌梗死治疗原则是尽快恢复心肌血流灌注，挽救心肌，缩小心肌缺血范围，防止梗死面积扩大，保护和维持心功能，及时处理各种并发症。

1. 一般治疗

（1）休息：急性期卧床休息 12 小时，若无并发症，24 小时内应鼓励患者床上活动肢体，第 3 日可床边活动，第 4 日起逐步增加活动量，1 周内可达到每日 3 次步行 100~150 m。

（2）监护：急性期进行心电图、血压、呼吸监护，密切观察生命体征和心功能变化。

（3）吸氧：急性期持续吸氧 4~6 L/min，如发生急性肺水肿，按其处理原则处理。

（4）抗凝治疗：无禁忌证患者嚼服肠溶阿司匹林 150~300 mg，连服 3 日，以后改为 75~150 mg/d，长期服用。

2. 解除疼痛

哌替啶 50~100 mg 肌内注射或吗啡 5~10 mg 皮下注射，必要时 1~2 小时可重复使用 1 次，以后每 4~6 小时重复使用，用药期间要注意防止呼吸抑制。疼痛轻的患者可应用可待因或罂粟碱 30~60 mg 肌内注射或口服。也可用硝酸甘油静脉滴注，但需注意心率、血压变化，防止心率增快、血压下降。

3. 心肌再灌注

心肌再灌注是一种积极治疗措施，应在发病 12 小时内，最好在 3~6 小时进行，使冠状动脉再通，心肌再灌注，使濒临坏死的心肌得以存活，坏死范围缩小，减轻梗死后心肌重塑，改善预后。

（1）经皮冠状动脉介入治疗（PCI）：实施PCI首先要有具备实施介入治疗的条件，并建立急性心肌梗死急救的绿色通道，患者到院明确诊断之后，既要对患者给予常规治疗，又要做好术前准备的同时将患者送入心导管室。

1）直接PCI适应证：①ST段抬高和新出现左束支传导阻滞；②ST段抬高性心肌梗死并发休克；③非ST段抬高性心肌梗死，但梗死的动脉严重狭窄；④有溶栓禁忌证，又适宜再灌注治疗的患者。

注意事项：①发病12小时以上的患者不宜实施PCI；②对非梗死相关的动脉不宜实施PCI；③心源性休克需先行主动脉球囊反搏术，待血压稳定后方可实施PCI。

2）补救PCI：对于溶栓治疗后仍有胸痛，抬高的ST段降低不明显，应实施补救PCI。

3）溶栓治疗再通后PCI：溶栓治疗再通后，在7~10日行冠状动脉造影，对残留的狭窄血管并适宜行PCI的，可进行PCI。

（2）溶栓治疗：对于由于各种原因没有进行介入治疗的患者，在无禁忌证情况下，可尽早行溶栓治疗。

1）适应证。溶栓疗法适应证有：①2个以上（包括两个）导联ST段抬高或急性心肌梗死伴左束支传导阻滞，发病<12小时，年龄<75岁；②ST段抬高明显的心肌梗死患者，>75岁；③ST段抬高性心肌梗死发病已达12~24小时，但仍有胸痛、广泛ST段抬高者。

2）禁忌证。溶栓疗法禁忌证有：①既往病史中有出血性脑卒中；②近1年内有过缺血性脑卒中、脑血管病；③颅内肿瘤；④近1个月有过内脏出血或已知出血倾向；⑤正在使用抗凝药；⑥近1个月有创伤史、>10分钟的心肺复苏；近3周来有外科手术史；近2周内有在不能压迫部位的大血管穿刺术；⑦未控制高血压，血压>180/110 mmHg；⑧未排除主动脉夹层。

3）常用溶栓药物。尿激酶（UK）在30分钟内静脉滴注150万~200万U；链激酶（SK）、重组链激酶（rSK）在1小时内静脉滴注150万U。应用链激酶须注意有无过敏反应，如寒战、发热等。重组组织型纤溶酶原激活药（rt-PA）在90分钟内静脉给药100 mg，先静脉注射15 mg，继而在30分钟内静脉滴注50 mg，随后60分钟内静脉滴注35 mg。另外，在用rt-PA前后均需静脉滴注肝素，应用rt-PA前需用肝素5 000 U，用rt-PA后需每小时静脉滴注肝素700~1 000 U，持续使用两日。之后3~5日，每12小时皮下注射肝素7 500 U或使用低分子肝素。

血栓溶解指标：①抬高的ST段2小时内回落50%；②2小时内胸痛消失；③2小时内出现再灌注性心律失常；④血清CK-MB酶峰值提前出现。

4. 心律失常处理

室性心律失常常可引起猝死，应立即处理，首选利多卡因静脉注射，反复出现可使用胺碘酮治疗，发生室颤时立即实施电复律；对房室传导阻滞，可用阿托品、异丙肾上腺素等药物，严重者需安装人工心脏起搏器。

5. 控制休克

补充血容量，应用升压药及血管扩张药，纠正酸碱平衡紊乱。如处理无效时，应选用在主动脉内球囊反搏术的支持下，积极行经皮冠状动脉成形术或支架置入术。

6. 治疗心力衰竭

主要是治疗急性左侧心力衰竭。急性心肌梗死 24 小时内禁止使用洋地黄类药物。

7. 二级预防

预防动脉粥样硬化、冠心病的措施属于一级预防，对于已经患有冠心病、心肌梗死患者预防再次梗死，防止发生心血管事件的措施属于二级预防。

二级预防措施如下。①应用阿司匹林或氯吡格雷等药物，抗血小板集聚。应用硝酸酯类药物，抗心绞痛治疗。②预防心律失常，减轻心脏负荷。控制血压在 140/90 mmHg 以下，合并糖尿病或慢性肾功能不全应控制在 130/80 mmHg 以下。③戒烟、控制血脂。④控制饮食，治疗糖尿病，糖化血红蛋白应低于 7%，体重指数应控制在标准体重之内。⑤对患者及家属要普及冠心病相关知识教育，鼓励患者有计划、适当地运动。

（五）护理

1. 身心休息

急性期绝对卧床，减少心肌耗氧，避免诱因。保持安静，减少探视，避免不良刺激，保证睡眠。陪伴和安慰患者，操作熟练，有条不紊，理解并鼓励患者表达恐惧。

2. 改善活动耐力

改善活动耐力，帮助患者制订逐渐活动计划。对于有固定时间和情境出现疼痛的患者，可预防性给药。若患者在活动后出现呼吸加快或困难、脉搏过快或停止后 3 分钟未恢复，血压异常、胸痛、眩晕，应停止活动，并以此作为限制最大活动量的指标。

3. 病情观察

监护 5~7 日，监测心电图、心率、心律、血压、血流动力学，有并发症应延长监护时间。如心率、心律和血压变化，出现心律失常，特别是室性心律失常和严重的房室传导阻滞、休克，及时报告医师处理。观察尿量、意识改变，以帮助判断休克的情况。

4. 吸氧

前 3 日给予高流量吸氧 4~6 L/min，之后可间断吸氧。如发生急性肺水肿，按其处理原则护理。

5. 镇痛护理

遵医嘱给予哌替啶、吗啡等镇痛药物，对于烦躁不安的患者可给予地西泮肌内注射。观察疼痛性质及其伴随症状的变化，注意有无呼吸抑制、心率加快等不良反应。

6. 防止便秘护理

向患者强调预防便秘的重要性，食用富含纤维的食物。注意饮水，1 500 mL/d。遵医嘱长期服用缓泻药，保证排便通畅。必要时应用润肠药、低压灌肠等。

7. 饮食护理

给予低热量、低脂、低胆固醇和高维生素饮食，少量多餐，避免刺激性食品。

8. 溶栓治疗护理

溶栓前要建立并保持静脉通道畅通。仔细询问病史，除外溶栓禁忌证。溶栓前需检查血常规、凝血时间、血型，配血备用。

溶栓治疗中观察患者有无寒战、皮疹、发热等过敏反应。应用抗凝药物如阿司匹林、肝素，使用过程中应严密观察有无出血倾向。应用溶栓治疗时应严密监测出凝血时间和纤溶酶原，防止出血，注意观察有无牙龈、皮肤、穿刺点出血，观察二便的颜色。出现大出血时需立即停止溶栓，输鱼精蛋白、输血。

溶栓治疗后应定时记录心电图、检查心肌酶谱，观察胸痛有无缓解。

9. 经皮冠状动脉介入治疗后护理

防止出血与血栓形成，停用肝素4小时后，复查全血凝固时间，凝血时间在正常范围之内，拔除动脉鞘管，压迫止血，加压包扎，患者继续卧床24小时，术肢制动。同时，严密观察生命体征，注意有无胸痛。观察足背动脉搏动情况，鞘管留置部位有无出血、血肿。

10. 预防并发症

（1）预防心律失常及护理：急性期要持续心电监护，发现频发室性期前收缩，成对、多源性、呈R-on-T现象的室性期前收缩或房室传导阻滞时，应及时通知医师处理，遵医嘱应用利多卡因等抗心律失常药物，同时要警惕发生室颤、猝死。

电解质紊乱、酸碱失衡也是引起心律失常的重要因素，要监测电解质和酸碱平衡状态，准备好急救药物和急救设备如除颤器、起搏器等。

（2）预防休克及护理：遵医嘱给予扩容、纠酸、血管活性药物，避免脑缺血，保护肾功能，让患者平卧位或头低足高位。

（3）预防心力衰竭及护理：在起病最初几日甚至在心肌梗死演变期内，患者可以发生心力衰竭，多表现左侧心力衰竭。因此要严密观察患者有无咳嗽、咳痰、呼吸困难、尿少等症状，观察肺部有无湿啰音。避免情绪烦躁、饱餐、用力排便等加重心脏负荷的因素。如发生心力衰竭，即按心力衰竭护理进行护理。

11. 健康教育

（1）养成良好生活习惯：调整生活方式，缓解压力，克服不良情绪，避免饱餐、寒冷刺激。洗澡时应注意：不在饱餐和饥饿时洗，水温和体温相当，时间不要过长，卫生间不上锁，必要时有人陪同。

（2）积极治疗危险因素：积极治疗高血压、高脂血症、糖尿病，控制体重于正常范围，戒除烟酒。自觉落实二级预防措施。

（3）按时服药：了解所服药物作用、不良反应，随身携带药物和保健卡。按时服药，定期复查，终身随诊。

（4）合理饮食：食用低热量、低脂、低胆固醇，总热量不宜过高的饮食，以维持正常体重为度。清淡饮食，少量多餐。避免大量刺激性食品。多食含纤维素和果胶的食物。

（田国英）

第四节　原发性高血压

原发性高血压是以血压升高为主要临床表现，伴有或不伴有多种血管危险因素的综合征，通常简称高血压病。原发性高血压是临床最常见的心血管疾病之一，也是多种心、脑血管疾病的重要危险因素，长期高血压状态可影响重要脏器如心、脑、肾的结构与功能，最终导致这些器官的功能衰竭。原发性高血压应与继发性高血压相区别，后者约占高血压的5%，其血压升高只是某些疾病的临床表现之一，如能及时治疗原发病，血压可恢复正常。

一、流行病学

高血压患病率有地域、年龄、种族的差别，总体上发达国家高于发展中国家。我国流行病学调查显示，高血压患病率呈明显上升趋势，估计我国每年新增高血压患者1 000万。城市高于农村，北方高于南方。男、女患病率差别不大，女性更年期以前略低于男性，更年期以后高于男性，两性原发性高血压患病率均与年龄呈正比。近年来，我国高血压人群的知晓率、治疗率、控制率虽略有提高，但仍处于较低水平，尤其是城市与农村存在较大差别。

二、病因与发病机制

原发性高血压为多因素疾病，是在一定的遗传易感性基础上，多种后天环境因素综合作用的结果。一般认为遗传因素占40%，环境因素约占60%。

（一）病因

1. 遗传因素

本病有较明显的家族聚集性，约60%的高血压患者可询问到有高血压家族史。双亲均有高血压的正常血压子女，成年后发生高血压的比例增高。这些均提示本病是一种多基因遗传病，有遗传学基础或伴有遗传生化异常。

2. 环境因素

（1）饮食：人群中钠盐（氯化钠）摄入量与血压水平和高血压患病率呈正相关，而钾盐摄入量与血压水平呈负相关。高钠、低钾膳食是我国大多数高血压患者发病的主要危险因素。但改变钠盐摄入并不能影响所有患者的血压水平，摄盐过多导致血压升高主要见于对盐敏感的人群。低钙、高蛋白质摄入、饮食中饱和脂肪酸或饱和脂肪酸与不饱和脂肪酸比值较高也属于升压饮食。吸烟、过量饮酒或长期少量饮酒也与血压水平线性相关。

（2）超重与肥胖：超重与肥胖是血压升高的另一重要危险因素。身体脂肪含量、体重指数（BMI）与血压水平呈正相关。BMI≥24 kg/m² 者发生高血压的风险是正常体重指数者的3~4倍。身体脂肪的分布与高血压发生也相关，腹部脂肪聚集越多，血压水平就越高。腰围男性≥90 cm，女性≥85 cm，发生高血压的危险比正常腰围者大4倍以上。

（3）精神应激：人在长期精神紧张、压力、焦虑或长期环境噪声、视觉刺激下也可引起高血压，因此，城市脑力劳动者高血压患病率超过体力劳动者，从事精神紧张度高的职业和长期在噪声环境中工作者患高血压较多。

3. 其他因素

服用避孕药、阻塞性睡眠呼吸暂停综合征（SAHS）也与高血压的发生有关。口服避孕药引起的高血压一般为轻度，并且停药后可逆转。SAHS患者50%有高血压。

（二）发病机制

高血压的发病机制，即遗传与环境通过什么途径和环节升高血压，至今还没有一个完整统一的认识。高血压的血流动力学特征主要是总外周阻力相对或绝对增高。从总外周血管阻力增高出发，目前高血压的发病机制较集中在以下5个环节。

1. 交感神经系统亢进

长期反复的精神应激使大脑皮质兴奋，抑制平衡的功能失调，导致交感神经系统活性亢进，血浆儿茶酚胺浓度升高，从而使小动脉收缩，周围血管阻力增强，血压上升。

2. 肾性水钠潴留

各种原因引起肾性水钠潴留，机体为避免心排血量增高使器官组织过度灌注，则通过血流自身调节机制使全身阻力小动脉收缩增强，而致总外周血管阻力和血压升高。也可能通过排钠激素分泌、释放增加，例如内源性类洋地黄类物质，在排泄水钠同时使外周血管阻力增高。

3. 肾素—血管紧张素—醛固酮系统（RAAS）激活

肾脏球旁细胞分泌的肾素可激活肝脏合成的血管紧张素原（AGT）转变为血管紧张素Ⅰ（ATⅠ），后者经过肺、肾等组织时在血管紧张素转换酶（ACE，又称激肽酶Ⅱ）的活化作用下转化成血管紧张素Ⅱ（ATⅡ）。后者还可在酶的作用下转化成ATⅢ。此外，脑、心脏、肾、肾上腺、动脉等多种器官组织可局部合成ATⅡ、醛固酮，成为组织RAAS系统。ATⅡ是RAAS的主要效应物质，它作用于血管紧张素Ⅱ受体，使小动脉平滑肌收缩；可刺激肾上腺皮质球状带分泌醛固酮，引起水钠潴留；通过交感神经末梢突触前膜的正反馈使去甲肾上腺素分泌增加而升高血压。总之，RAAS过度激活将导致高血压的产生。

4. 细胞膜离子转运异常

血管平滑肌细胞有许多特异性的离子通道、载体和酶，组成细胞膜离子转运系统，维持细胞内外钠、钾、钙离子浓度的动态平衡。遗传性或获得性细胞离子转运异常，可导致细胞内钠、钙离子浓度升高，膜电位降低，激活平滑肌细胞兴奋—收缩偶联，使血管收缩反应性增强和平滑肌细胞增生与肥大，血管阻力增高。

5. 胰岛素抵抗

大多数高血压患者空腹胰岛素水平增高，而糖耐量有不同程度降低，提示有胰岛素抵抗现象。胰岛素抵抗致血压升高的机制可能是胰岛素水平增高，使①肾小管对钠的重吸收增加；②增强交感神经活动；③使细胞内钠、钙浓度增加；④刺激血管壁增生肥厚。

三、病理

小动脉病变是本病最重要的病理改变，早期是全身小动脉痉挛，长期反复的痉挛最终导致血管壁的重构，即管壁纤维化、变硬，管腔狭窄，导致重要靶器官如心、脑、肾、视网膜组织缺血损伤。高血压后期可促进动脉粥样硬化的形成及发展，该病变主要累及体循环大、中动脉而致主动脉夹层或冠心病。全身小动脉管腔狭窄导致外周血管阻力持续上升引起的心脏结构改变主要是左心室肥厚和扩大。

四、临床表现

根据起病和病情进展的缓急及病程的长短，原发性高血压可分为两型：缓进型高血压和急进型高血压。前者又称良性高血压，绝大部分患者属于此型，后者又称恶性高血压，仅占患病率的 1%~5%。

（一）缓进型（或良性）高血压

1. 临床特点

缓进型高血压多在中年以后起病，有家族史者发病可较早。起病多数隐匿，病情发展慢，病程长。早期患者血压波动，血压时高时正常，在劳累、精神紧张、情绪波动时易有血压升高。休息、去除上述因素后，血压常可降至正常。随着病情的发展，血压可趋向持续性升高或波动幅度变小。患者的主观症状和血压升高的程度可不一致，约半数患者无明显症状，只是在体检或因其他疾病就医时才发现有高血压，少数患者则在发生心、脑、肾等器官的并发症时才明确高血压的诊断。

2. 症状

早期患者由于血压波动幅度大，可有较多症状。而在长期高血压后即使在血压水平较高时也可无明显症状。因此，无论有无症状，都应定期检测患者的血压。

（1）神经精神系统表现：头痛、头晕和头胀是高血压常见的神经系统症状，也可有头枕部或颈项扳紧感，高血压直接引起的头痛多发生在早晨，位于前额、枕部或颞部。经降压药物治疗后头痛可减轻。高血压引起的头晕可为暂时性或持续性，伴有眩晕者较少，与内耳迷路血管障碍有关，经降压药物治疗后症状可减轻。但要注意有时血压下降得过快过多也可引起头晕。部分患者有乏力、失眠、工作能力下降等。

（2）靶器官受损的并发症。

1）脑血管病：包括缺血性脑梗死、脑出血。

2）心脏疾病：出现高血压性心脏病（左心室肥厚、扩张）、冠心病、心力衰竭。

3）肾脏疾病：长期高血压致肾小动脉硬化，肾功能减退，称为高血压肾病，晚期出现肾功能衰竭。

4）其他：主动脉夹层、眼底损害。

3. 体征

听诊可闻及主动脉瓣区第二心音亢进、主动脉瓣区收缩期杂音（主动脉扩张致相对主动脉瓣狭窄）。长期高血压可有左心室肥厚，体检心界向左下扩大。左心室扩大致相对二尖瓣关闭不全时心尖区可闻及杂音及第四心音。

（二）急进型（或恶性）高血压

此型多见于年轻人，起病急骤，进展迅速，典型表现为血压显著升高，舒张压持续≥130 mmHg。头痛且较剧烈，头晕，视物模糊，心悸，气促等。肾损害最为突出，有持续蛋白尿、血尿与管型尿。眼底检查有出血、渗出和乳头水肿。如不及时有效降压治疗，预后很差，常死于肾衰竭，少数因脑卒中或心力衰竭死亡。

（三）高血压危象

在紧张、疲劳、寒冷、嗜铬细胞瘤发作、突然停服降压药等诱因下，全身小动脉发生暂时性强烈痉挛，周围血管阻力明显增加，血压急剧上升，累及靶器官缺血而产生一系列急诊临床症状，称为高血压危象。在高血压早期与晚期均可发生。临床表现血压显著升高，以收缩压突然升高为主，舒张压也可升高。心率增快，可大于110次/分。患者出现头痛、烦躁、多汗、尿频、眩晕、耳鸣、恶心、呕吐、心悸、气急及视物模糊等症状。每次发作历时短暂，持续几分钟至数小时，偶可达数日，去除诱因或及时降压，症状可逆转，但易复发。

（四）高血压脑病

产生的机制可能是由于过高的血压突破了脑血流自动调节范围，导致脑部小动脉由收缩转为被动性扩张，脑组织血流灌注过多引起脑水肿。临床表现除血压升高外，有脑水肿和颅内压升高表现，表现为弥漫性剧烈头痛、呕吐，继而烦躁不安、视物模糊、黑矇、心动过缓、嗜睡甚至昏迷。如发生局限性脑实质损害，可出现定位体征，如失语、偏瘫和病理反射等。眼底检查视神经盘水肿、渗出和出血。颅部 CT 检查无出血灶或梗死灶。经积极降压治疗后临床症状和体征消失，一般不会遗留脑损害的后遗症。

五、辅助检查

1. 实验室检查

检查血常规、尿常规、肾功能、血糖、血脂、血尿酸等，可发现高血压对靶器官的损害情况。

2. 心电图检查

可见左心室肥大、劳损。

3. X 线检查

可见主动脉弓迂曲延长，左心室增大，出现心力衰竭时肺野可有相应的变化。

4. 超声心动图检查

了解心室壁厚度、心腔大小、心脏收缩和舒张功能、瓣膜情况等。

5. 眼底检查

有助于对高血压严重程度的了解，目前采用 Keith-Wagener 分级法，其分级标准如下。Ⅰ级：视网膜动脉变细，反光增强；Ⅱ级：视网膜动脉狭窄，动静脉交叉压迫；Ⅲ级：眼底出血或棉絮状渗出；Ⅳ级：视神经盘水肿。

6.24 小时动态血压监测

有助于判断高血压的严重程度，了解其血压变异性和血压昼夜节律，指导降压治疗和评价降压药物疗效。

六、诊断

1. 高血压的诊断

主要依据诊室血压，采用经核准的水银柱或电子血压计，测量安静休息坐位时上臂肱动脉部位血压。在未使用降压药的情况下，非同日（一般间隔 2 周）3 次测量血压，收缩压 ≥ 140 mmHg 和（或）舒张压 ≥ 90 mmHg 即诊断为高血压。收缩压 ≥ 140 mmHg 和舒张压 < 90 mmHg 为单纯收缩期高血压。患者既往有高血压病史，目前正在使用降压药，血压虽然低于 140/90 mmHg，也诊断为高血压。

根据血压升高的水平，可进一步分为高血压 1、2、3 级（表 3-2）。排除继发性高血压。

表 3-2　血压水平的定义和分类

类别	收缩压（mmHg）	关系	舒张压（mmHg）
正常血压	<120	和	<80
正常高值	120~139	和（或）	80~89
高血压	≥140	和（或）	≥90
1 级高血压（轻度）	140~159	和（或）	90~99
2 级高血压（中度）	160~179	和（或）	100~109

类别	收缩压（mmHg）	关系	舒张压（mmHg）
3级高血压（重度）	≥180	和（或）	≥110
单纯收缩期高血压	≥140	和	<90

注：以上分类适用于男性、女性和18岁以上的成人。当收缩压与舒张压分属于不同级别时，则以较高的作为定级标准。单纯收缩期高血压也可按照收缩压水平分为1、2、3级。

2. 高血压的危险分层

高血压的严重程度并不单纯与血压的高度成正比，必须结合患者所具有的心血管疾病危险因素、靶器官的损害及并存的临床情况作出全面的评价（表3-3）。

表3-3　中国高血压防治指南对高血压患者的危险分层

其他危险因素和病史	血压（mmHg）		
	1级（收缩压140~159或舒张压90~99）	2级（收缩压160~179或舒张压100~109）	3级（收缩压≥180或舒张压≥110）
Ⅰ.无其他危险因素	低危	中危	高危
Ⅱ.1~2个其他危险因素	中危	中危	极高危
Ⅲ.≥3个危险因素或靶器官损害	高危	高危	极高危
Ⅳ.并存临床情况	极高危	极高危	极高危

（1）心血管疾病危险因素。①高血压1~3级。②吸烟。③男性>55岁，女性>65岁。④糖耐量异常和（或）空腹血糖升高。⑤血脂异常。⑥早发心血管疾病家族史（一级亲属发病年龄女性<50岁）。⑦腹型肥胖（腰围：男性≥90 cm，女性≥85 cm）或肥胖（BMI≥28 kg/m²）。

（2）靶器官损害。①左心室肥厚（心电图或超声心动图）。②蛋白尿和（或）血肌酐轻度升高（106~177 μmol/L）。③超声或X线证实有动脉粥样硬化斑块（颈动脉、髂动脉、股动脉或主动脉）。④视网膜动脉局灶或广泛狭窄。⑤颈动脉、股动脉脉搏波速度>12 m/s（选择使用）。⑥踝/臂血压指数<0.9（选择使用）。

（3）并存临床情况。①心脏疾病：心肌梗死、心绞痛、冠状动脉血运重建术后、心力衰竭。②脑血管疾病：脑出血、缺血性脑卒中、短暂性脑缺血发作。③肾脏疾病：糖尿病肾病、肾功能受损（血肌酐，男性>133 μmol/L，女性>124 μmol/L；蛋白尿>300 mg/24 h）。④血管疾病：主动脉夹层、外周血管病。⑤视网膜病变：视网膜出血或渗出、视神经盘水肿。⑥糖尿病：空腹血糖≥7.0 mmol/L；餐后血糖≥11.1 mmol/L。

七、治疗

1. 治疗目的

高血压治疗的最终目的是降低高血压水平，减少高血压患者心、脑血管病的发病率和死亡率。

2. 血压控制目标

采取综合治疗措施（干预患者存在的危险因素或并存的临床情况），将血压降到患者能耐受的水平，目前主张一般高血压患者血压控制目标至 140/90 mmHg 以下，血压达标时间 4~12 周。65 岁或以上的老年人单纯收缩期高血压的降压目标水平是收缩压（SBP）140~150 mmHg，舒张压（DBP）<90 mmHg 但不低于 65~70 mmHg。老年人对药物耐受性差，血压达标时间可适当延长。伴有糖尿病、慢性肾脏病、病情稳定的冠心病或脑血管疾病的高血压患者，治疗更应个体化，一般血压控制目标值<130/80 mmHg。

3. 治疗内容

包括非药物治疗和药物治疗两大类。

（1）非药物治疗：即改变不良的生活方式，是治疗高血压的首要和基本措施，对全部高血压患者均适用。

（2）药物治疗：高血压 2 级或以上患者；高血压合并糖尿病或者已有心、脑、肾靶器官损害和并发症的患者；血压持续升高 6 个月以上，非药物治疗手段仍不能有效控制血压者，必须使用降压药物治疗。

1）常用降压药：目前常用降压药物可归纳为 5 类，即利尿剂、β 受体阻滞剂、钙通道阻滞药、血管紧张素转换酶抑制剂及血管紧张素 Ⅱ 受体拮抗剂。α 受体阻滞剂或其他中枢性降压药有时也可用于某些高血压患者。

2）用药原则：概括为"小剂量开始，联合用药，优先选用长效降压药，个体化降压，降压达标，长期维持"。

小剂量：选用的降压药应从小剂量开始，逐步递增剂量，达到满意血压水平所需药物的种类与剂量后进行长期维持降压治疗。

联合用药：既增强降压疗效又减少不良反应，在低剂量单药降压效果不理想时，可以采用两种或多种药物联合治疗。

推荐应用长效制剂：可以有效控制夜间血压和晨峰血压，减少血压的波动，降低主要心血管事件的发生危险和防治靶器官损害，并提高用药的依从性。

个体化：根据患者具体情况和耐受性及个人意愿或长期经济承受能力，选择适合患者的降压药。

3）常见药物组合：目前优先推荐的 2 种降压药物联合治疗方案是二氢吡啶类钙通道阻滞药（D-CCB）与 ARB/ACEI；ARB/ACEI/D-CCB 与噻嗪类利尿剂；D-CCB 与 β 受体阻滞剂。3 种降压药物合理的联合治疗方案除有禁忌证外必须包含利尿剂。

4）有合并症和并发症的降压治疗（表 3-4）。

表 3-4　高血压有合并症和并发症的降压治疗

合并症、并发症	降压药物
合并脑血管病	ARB、长效钙通道阻滞药、ACEI 或利尿剂
合并心肌梗死	β 受体阻滞剂和 ACEI
合并稳定型心绞痛	β 受体阻滞剂和钙通道阻滞药
并发心力衰竭	ACEI 或 ARB、β 受体阻滞剂和利尿剂
并发慢性肾衰竭	3 种或 3 种以上降压药
合并糖尿病	ACEI 或用 ARB，必要时用钙通道阻滞药和小剂量利尿剂

（3）高血压急症的治疗：高血压急症是指短期内（数小时或数日）血压急骤升高，收缩压>200 mmHg 和（或）舒张压>130 mmHg，同时伴有心、脑、肾、视网膜等重要靶器官的功能损害的一种严重危及生命的临床综合征，其发生率占高血压患者的 5% 左右。

1）迅速降压：静脉给予适宜有效的降压药物，并加强血压监测。

2）控制性降压：短时间血压骤降，可能造成重要器官的血流灌注明显减少，应采取逐步控制性降压的方式，即开始的 24 小时内血压降低 20%~25%，再将血压逐步降到适宜水平，48 小时内血压不低于 160/100 mmHg。

3）降压药物选择。①硝普钠：首选药物，适用于大多数高血压急症。为动脉和静脉扩张剂，可即刻起效，静滴停止后作用持续时间 1~2 分钟。剂量 0.25~10 μg/（kg·min）。②其他：硝酸甘油、尼卡地平、地尔硫䓬、拉贝洛尔、乌拉地尔、肼屈嗪、酚妥拉明可根据病情选择使用。

4）降低颅内压：有高血压脑病时宜给予脱水剂，如甘露醇，或选择快速利尿剂如呋塞米静注。

5）镇静止痉：伴烦躁、抽搐者应用地西泮、巴比妥类药物肌内注射或以水合氯醛灌肠。

八、主要护理诊断/问题

1. 疼痛：头痛
与血压升高有关。

2. 有受伤的危险
与头晕、视物模糊、意识改变或发生直立性低血压有关。

3. 潜在并发症
高血压急症。

4. 营养失调：高于机体需要量
与摄入过多、缺少运动有关。

5. 焦虑
与血压控制不满意、已发生并发症有关。

6. 知识缺乏
缺乏疾病预防、保健知识和高血压用药知识。

九、护理措施

1. 休息与活动
高血压初期可不限制一般的体力活动，但应避免重体力劳动，保证充足的睡眠。血压较高、症状频繁或有并发症的患者应多卧床休息，避免体力或脑力过度兴奋。

2. 病情观察
观察患者头痛情况，如疼痛程度、持续时间、是否伴有头晕、耳鸣、恶心、呕吐等症状。一旦发现血压急剧升高、剧烈头痛、呕吐、大汗、视物模糊、面色及神志改变、肢体运动障碍等症状，立即通知医生。

3. 对症护理

（1）头痛：及时进行头痛原因解释，指导使用放松方法，如听柔和音乐法、缓慢呼吸法等。协助患者卧床休息，抬高床头，改变体位的动作应缓慢。保持病室安静，减少声光刺激，限制探视人员。遵医嘱使用降压药，并半小时后监测血压。症状缓解后告知患者平时避免劳累、情绪激动、精神紧张、环境嘈杂等不良因素；教会患者及家属采取肩颈部按摩及放松等技巧，以改善头痛。

（2）视物模糊：保证患者安全，应清除活动范围内的障碍物，保持地面干燥、室内光线良好。外出时有人陪伴。

（3）直立性低血压：又称体位性低血压，是由于体位的改变，如从平卧位突然转为直立或长时间站立发生的脑供血不足引起的低血压。通常认为，在改变体位为直立位的3分钟内，收缩压下降>20 mmHg或舒张压下降>10 mmHg，同时伴有肢软乏力、头晕目眩、站立不稳、视物模糊、心悸、出汗、恶心、呕吐等，即为直立性低血压。预防措施如下。①告知患者直立性低血压的表现，应特别注意在联合用药、服首剂药物或加量时容易发生直立性低血压，服药后不要突然站起，最好静卧1~2小时再缓慢起床活动。②指导患者预防直立性低血压的方法。避免长时间站立，尤其在服药后最初几个小时；改变姿势，特别是从卧位、坐位起立时，动作宜缓慢；服药时间可选在平静休息时，服药后继续休息片刻再活动；如有睡前服药，夜间起床排尿时应注意直立性低血压的发生；大量出汗、热水浴或蒸汽浴、饮酒等都是发生直立性低血压的诱因，应该注意避免。③发生直立性低血压时可平卧并抬高下肢，以促进下肢血液回流。

（4）高血压急症：①患者绝对卧床休息，抬高床头，避免一切不良刺激和不必要的活动，协助生活护理；②保持呼吸道通畅。有抽搐者用牙垫置于上下磨牙间防止舌咬伤；呕吐时头偏向一侧，以防止误吸；呼吸道分泌物较多但患者无法自行排出时，应及时用吸引器吸出；③吸氧4~5 L/min，连接床边心电监护仪，实时监测心电、血压、呼吸；④安定患者情绪，必要时使用镇静剂；⑤迅速建立静脉通道，遵医嘱应用降压药物，尽早将血压降至安全范围；⑥严密观察病情，定时观察并记录生命体征、神志、瞳孔、尿量，特别注意避免出现血压骤降；观察患者头痛、烦躁等症状有无减轻，有无肢体麻木、活动不灵、语言不清、嗜睡等情况；⑦硝普钠使用注意事项，本药对光敏感，溶液稳定性较差，滴注溶液应现配现用并注意避光；新配溶液为淡棕色，如变为黯棕色、橙色或蓝色应弃去重新配制；溶液内不宜加入其他药品，应单独使用一条静脉通道，以微量泵控制注入滴速，若静脉滴注已达10 μg/（kg·min），经10分钟降压仍不满意，应通知医师考虑停用本药，更换降压药。持续静脉滴注一般不超过72小时，以免发生氰化物中毒。

4. 用药护理

遵医嘱应用降压药物，测量血压的变化以判断疗效，观察药物不良反应。

十、健康教育

高血压病程很长，发展也不平衡，为了使患者血压控制在适当水平，应教育患者严格遵循自我护理计划，从而延缓或逆转高血压所造成的靶器官损害。

1. 改变生活方式

合理膳食、限盐少脂、戒烟限酒；适量运动、控制体重；心理平衡（表3-5）。

表 3-5 高血压治疗中生活方式的改善措施及成效

措施	推荐方法	相当的收缩压降低范围
减轻体重	保持正常体重	5~10 mmHg
采用 DASH 饮食计划	选用富含水果、蔬菜、低脂肪（低饱和脂肪酸和总脂肪含量）饮食	8~14 mmHg
低钠饮食	减少每日钠摄入量，不超过 2.4 g 钠或 6 g 氯化钠水平	2~8 mmHg
体育锻炼	规律的有氧体育运动，如慢跑（每日至少 30 分钟，每周不少于 3 次）	4~9 mmHg
限酒	男性每日饮酒不超过 2 杯（白酒小于 1 两、葡萄酒小于 2 两、啤酒小于 5 两），女性和体重较轻者每日饮酒不超过 1 杯	2~4 mmHg

（1）食物的选择建议：以控制总热量为原则。①主食：提倡三餐中有两餐吃非精制的全谷类，如糙米饭、全麦面包、全麦馒头等。豆类和根茎淀粉类食物可搭配食用，如红豆粥、绿豆粥、地瓜、马铃薯等。少吃葡萄糖、果糖及蔗糖，这类糖属于单糖，易引起血脂升高。②钠盐：尽量减少烹调用盐，建议使用可定量的盐勺，每日食盐量以不超过 6 g 为宜。减少味精、酱油等含钠盐的调味品。少食或不食含钠盐较高的加工食品，如各种腌制品或各类炒货。肾功能良好者可使用含钾的烹饪盐。③蔬菜水果、奶类：可保证充足的钾、钙摄入。每日吃新鲜蔬菜、水果可预防便秘，以免用力排便使血压上升，诱发脑血管破裂。奶类以低脂或脱脂奶及乳制品为好，可单独饮用或搭配其他食物，如蔬菜、果汁食用。油菜、芹菜、蘑菇、木耳、虾皮、紫菜等食物含钙量较高，可适度选食。④脂肪：烹调时选用植物油，如橄榄油、麻油、花生油、茶油等，动物油、奶油尽量不用。尽量不吃油炸食物，有条件者可吃深海鱼油，其含有较多的亚油酸，对增加微血管的弹性，防止血管破裂，防止高血压并发症有一定的作用。⑤蛋白质：以豆制品、鱼、不带皮的家禽为主，少吃红肉（即家畜类）。鱼以外的海产品、动物内脏、蛋类胆固醇含量高，尽量避免食用或少食。

（2）控制体重：适当降低体重，减少体内脂肪含量，可显著降低血压。最有效的减重措施是控制能量摄入和增加体力活动。减重的速度因人而异，体重以每周减少 0.5~1.0 kg 为宜。重度肥胖者还可在医生指导下选用减肥药降低体重。

（3）合理运动：根据年龄和血压水平选择适宜的运动方式，对中老年人应包括有氧、伸展及增强肌力 3 类运动，具体项目可选择步行、慢跑、太极拳、气功等。运动强度因人而异，常用的运动强度指标为运动时最大心率=170-年龄，如 50 岁的人运动心率为 120 次/分钟，运动频率一般每周 3~5 次，每次持续 30~60 分钟。注意劳逸结合，运动强度、时间和频度以不出现不适反应为度，避免竞技性和力量型运动。

（4）心理平衡：情绪激动、精神紧张、精神创伤等可使交感神经兴奋，血压上升，故应指导患者减轻精神压力，保持心态平和。工作时保持轻松愉快的情绪，避免过度紧张，在工作 1 小时后最好能休息 5~10 分钟，可做操、散步等调节自己的神经。心情郁闷时，要学会转移注意力，通过轻松愉快的方式来松弛自己的情绪。忌情绪激动、暴怒，防止发生脑出血。生活环境应安静，避免噪声刺激和引起精神过度兴奋的活动。

2. 自我病情监测

（1）定时测量血压：家庭测量血压多用上臂式全自动或半自动电子血压计，应教会患者和家属正确的测量血压方法及测压时注意事项。家庭血压值一般低于诊室血压值，高血压的诊断标准为≥135/85 mmHg，与诊室血压的 140/90 mmHg 相对应。建议每日早晨和晚上测量血压，每次 2~3 遍，取平均值。血压控制平稳者，可每周测量 1 次。详细记录每次测量的日期、时间及血压读数，每次就诊携带记录，作为医生调整药量或选择用药的依据。对于精神高度焦虑的患者，不建议自测血压。

（2）测量血压时的注意事项：①血压计要定期检查，以保持其准确性，并应放置平稳，切勿倒置或震荡；②应尽量做到四定，定时间、定部位、定体位、定血压计；③对偏瘫患者，应在健侧手臂上测量；④选择合适的测压环境，应在安静、温度适当的环境里休息 5~10 分钟后进行血压测量，避免在应激状态如膀胱充盈或吸烟、受寒、喝咖啡后测压。

3. 用药指导

（1）合理降压：尽量将血压降至目标血压水平，但应注意温和降压，而非越快越好。

（2）坚持服药：强调长期药物治疗的重要性，用降压药物使血压降至理想水平后，应继续服用维持量，以保持血压相对稳定，对无症状者更应强调。告知有关降压药物的名称、剂量、用法、作用及不良反应，并提供书面材料。

（3）遵医嘱服药：指导患者必须遵医嘱按时按量服药，不要随意增减药物、漏服或频繁更换降压药，更不能擅自突然停药，以免引起血压波动，诱发高血压危象。高血压伴有冠心病的患者若突然停用 β 受体阻滞剂还可诱发心绞痛、心肌梗死。

（4）长期用药要注意药物不良反应的观察。

4. 定期复诊

根据患者的总危险分层及血压水平决定复诊时间。危险分层属低危或中危者，可安排患者每 1~3 个月随诊 1 次；若为高危者，则应至少每个月随诊 1 次。

（黄秋霞）

第四章

消化系统疾病护理

第一节 胃食管反流病

胃食管反流病（GERD）是一种因胃和（或）十二指肠内容物反流入食管引起胃灼热、反流、胸痛等症状和（或）组织损害的综合征，包括食管综合征和食管外综合征。食管综合征有典型反流综合征、反流胸痛综合征及伴食管黏膜损伤的综合征，如反流性食管炎（RE）、反流性狭窄、Barrett 食管（BE）及食管腺癌。食管外综合征有反流性咳嗽综合征、反流性喉炎综合征、反流性哮喘综合征及反流性蛀牙综合征，还可能有咽炎、鼻窦炎、特发性肺纤维化及复发性中耳炎。

根据内镜下表现的不同，GERD 可分为非糜烂性反流病（NERD）、RE 及 BE，我国 60%~70% 的 GERD 表现为 NERD。

一、病因与发病机制

与 GERD 发生有关的机制包括抗反流防御机制的削弱、食管黏膜屏障的完整性破坏及胃十二指肠内容物反流对食管黏膜的刺激等。

（一）抗反流机制的削弱

抗反流机制的削弱是 GERD 的发病基础，包括下食管括约肌（LES）功能失调、食管廓清功能下降、食管组织抵抗力损伤、胃排空延迟等。

1. LES 功能失调

LES 功能失调在 GERD 发病中起重要作用，其中 LES 压力降低、一过性下食管括约肌松弛（TLESR）及裂孔疝是引起 GERD 的 3 个重要因素。

LES 正常长 3~4 cm，维持 10~30 mmHg 的静息压，是重要的抗反流屏障。当 LES 压力 < 6 mmHg 时，即易出现胃食管反流。即使 LES 压力正常，也不一定就没有胃食管反流。近来的研究表明 TLESR 在 GERD 的发病中有重要作用。TLESR 是指非吞咽情况下 LES 发生自发性松弛，可持续 8~10 秒，长于吞咽时 LES 松弛，并常伴胃食管反流。TLESR 是正常人生理性胃食管反流的主要原因，目前认为 TLESR 是小儿胃食管反流的最主要因素，胃扩张（餐后、胃排空异常、空气吞入）是引发 TLESR 的主要刺激因素。裂孔疝破坏了正常抗反流机制的解剖和生理，使 LES 压力降低并缩短了 LES 长度，削弱了膈肌的作用，并使食管蠕动减弱，故食管裂孔疝是胃食管反流重要的病理生理因素。

2. 食管、胃功能下降

（1）食管：健康人食管借助正常蠕动可有效清除反流入食管的胃内容物。GERD 患者由于食管原发和继发蠕动减弱，无效食管运动发生率高，有如硬皮病样食管，致食管廓清功能障碍，不能有效廓清反流入食管的胃内容物。

（2）胃：胃轻瘫或胃排空功能减弱，胃内容物大量潴留，胃内压增加，导致胃食管反流。

（二）食管黏膜屏障的完整性破坏

食管黏膜屏障是食管黏膜上皮抵抗反流物对其损伤的重要结构，包括食管上皮前（黏液层、静水层和黏膜表面 HCO_3^- 所构成的物理化学屏障）、上皮（紧密排列的多层鳞状上皮及上皮内所含负离子蛋白和 HCO_3^- 可阻挡和中和 H^+）及上皮后（黏膜下毛细血管提供 HCO_3^- 中和 H^+）屏障。当屏障功能受损时，即使是正常反流也可致食管炎。

（三）胃十二指肠内容物反流

胃食管反流时，含胃酸、胃蛋白酶的胃内容物，甚至十二指肠内容物反流入食管，引起胃灼热、反流、胸痛等症状，甚至导致食管黏膜损伤。难治性 GERD 常伴有严重的胃食管反流。Vaezi 等发现，混合反流可导致较单纯反流更为严重的黏膜损伤，两者可能存在协同作用。

二、病理

RE 的病理改变主要有食管鳞状上皮增生，黏膜固有层乳头向表面延伸，浅层毛细血管扩张、充血和（或）出血，上皮层内中性粒细胞和淋巴细胞浸润，严重者可有黏膜糜烂或溃疡形成。慢性病变可有肉芽组织形成、纤维化以及 Barrett 食管改变。

三、临床表现

GERD 的主要临床表现包括以下内容。

（一）食管表现

1. 胃灼热

是指胸骨后的烧灼样感觉，胃灼热是 GERD 最常见的症状。胃灼热的严重程度不一定与病变的轻重程度一致。

2. 反流

反流指胃内容物反流入口中或下咽部的感觉，此症状多在胃灼热、胸痛之前发生。

3. 胸痛

胸痛作为 GERD 的常见症状，日渐受到临床的重视。可酷似心绞痛，对此有时单从临床很难作出鉴别。胸痛的程度与食管炎的轻重程度无平行关系。

4. 吞咽困难

指患者能感觉到食物从口腔到胃的过程发生障碍，吞咽困难可能与咽喉部的发胀感同时存在。引起吞咽困难的原因很多，包括与反流有关的食管痉挛、食管运动功能障碍、食管瘢痕狭窄及食管癌等。

5. 上腹痛

也可以是 GERD 的主要症状。

(二) 食管外表现

1. 咽喉部表现

如慢性喉炎、慢性声嘶、发音困难、声带肉芽肿、咽喉痛、流涎过多、癔球症、颈部疼痛、牙周炎等。

2. 肺部表现

如支气管炎、慢性咳嗽、慢性哮喘、吸入性肺炎、支气管扩张、肺脓肿、肺不张、咯血及肺纤维化等。

四、辅助检查

(一) 上消化道内镜

对 GERD 患者，内镜检查可确定是否有 RE 及病变的形态、范围与程度；同时可取活体组织进行病理学检查，明确有无 BE、食管腺癌；还可进行相关的治疗。但内镜检查不能观察反流本身，内镜下的食管炎也不一定都由反流引起。

洛杉矶分级是目前国际上最为广泛应用的内镜 RE 分级方案，根据内镜下食管黏膜破损的范围和形状，将 RE 划分为 A~D 级 (图 4-1)。

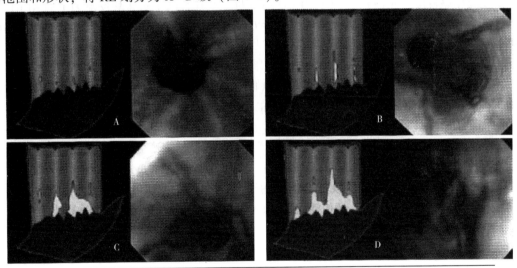

分级	内镜特征
A	一处或几处≤5 mm的食管黏膜破损，病变之间无融合
B	一处或几处>5 mm的食管黏膜破损，病变之间无融合
C	一处或几处食管黏膜破损，病变之间相互融合，但未超过食管环周的75%
D	一处或几处食管黏膜破损，病变之间相互融合，至少累及食管环周的75%

附加描述项目：有无食管狭窄、食管溃疡及BE

图 4-1 GERD 内镜分级

（二）其他检查

1. 24 小时食管酸碱度 pH 监测

是最好的定量监测胃食管反流的方法，已作为 GERD 诊断的金标准。最常使用的指标是 pH<4 总时间（%）。该方法有助于判断反流的有无及其和症状的关系，以及疗效不佳的原因。其敏感性与特异性分别为 79%～90% 和 86%～100%。该检查前 3～5 日停用改变食管压力的药物（胃肠动力剂、抗胆碱药物、钙通道阻断药、硝酸盐类药物、肌肉松弛剂等）、抑制胃酸的药物。

近年无绳食管 pH 胶囊的应用使食管 pH 监测更为方便，易于接受，且可行食管多部位（远端、近端及下咽部等）及更长时间（48～72 小时）的监测。

2. 食管测压

可记录 LES 压力，显示频繁的 TLESR 和评价食管体部的功能。单纯用食管压力来诊断胃食管反流并不十分准确，其敏感性约 58%，特异性约 84%。因此，并非所有的 GERD 患者均需做食管压力测定，仅用于不典型的胸痛患者或内科治疗失败考虑用外科手术抗反流者。

3. 食管阻抗监测

通过监测食管腔内阻抗值的变化来确定是液体还是气体反流。目前食管腔内阻抗导管均带有 pH 监测通道，可根据 pH 和阻抗变化进一步区分酸反流（pH<4）、弱酸反流（pH 在 4～7）以及弱碱反流（pH>7），用于 GERD 的诊断，尤其有助于对非酸反流为主的 NERD 患者的诊断、抗反流术前和术后的评估、难治性 GERD 病因的寻找、不典型反流症状的 GERD 患者的诊断以及确诊功能性胃灼热患者。

4. 食管胆汁反流测定

用胆汁监测仪测定食管内胆红素含量，从而了解有无十二指肠胃食管反流。现有的 24 小时胆汁监测仪可得到胆汁反流次数、长时间反流次数、最长反流时间和吸收值 ≥0.14 的总时间及其百分比，从而对胃食管反流作出正确的评价。因采用比色法检测，必须限制饮食中的有色物质。

5. 上胃肠道 X 线钡餐

对观察有无反流及食管炎均有一定的帮助，还有助于排除其他疾病和发现有无解剖异常，如膈疝，有时上胃肠道钡餐检查还可发现内镜检查没有发现的轻的食管狭窄，但钡餐检查的阳性率不高。

6. 胃—食管放射性核素闪烁显像

此为服用含放射性核素流食后以 γ 照相机检测放射活性反流的技术。该技术有 90% 的高敏感性，但特异性低，仅为 36%。

7. GERD 诊断问卷

让疑似 GERD 患者回顾过去 4 周的症状以及症状发作的频率，并将症状由轻到重分为 0～5 级，评估症状程度，总分超过 12 分即可诊断为 GERD。

8. 质子泵抑制剂（PPI）试验

对疑似 GERD 的患者，可服用标准剂量 PPI，每日 2 次，用药时间为 1～2 周。患者服药后 3～7 日，若症状消失或显著好转，本病诊断可成立。其敏感性和特异性均可达 60% 以上。但比试验不能鉴别恶性疾病，且可因用 PPI 而掩盖内镜所见。

9. 超声检查

超声检查直观性好，诊断敏感性高，并且对患者的损伤性小。B超诊断GERD标准为至少在2次不同时间内观察到反流物充满食管下段和胃与食管间液体来回移动。

五、诊断

由于GERD临床表现多种多样，症状轻重不一，有的患者可能有典型的反流症状，但内镜及胃食管反流检测无异常；而有的患者以其他器官或系统的症状为主要表现，给GERD的诊断造成一定的困难。因此，GERD的诊断应结合患者的症状及实验室检查综合判断。

1. RE 的诊断

有胃食管反流的症状，内镜可见累及食管远端的食管炎，排除其他原因所致的食管炎。

2. NERD 的诊断

有胃食管反流的症状，内镜无食管炎改变，但实验室检查有胃食管反流的证据，如：①24小时食管pH监测阳性；②食管阻抗监测、食管胆汁反流测定、静息放射性核素检查或钡餐检查显示胃食管反流；③食管测压示LES压力降低或TLESR或食管体部蠕动波幅降低。

六、治疗

胃食管反流病的治疗目标为充分缓解症状，治愈食管炎，维持症状缓解和胃镜检查的缓解，治疗或预防并发症。

1. GERD 的非药物治疗

非药物治疗指生活方式的指导，避免一切引起胃食管反流的因素等。如要求患者饮食不宜过饱；忌烟、酒、咖啡、巧克力、酸食和过多脂肪；避免餐后立即平卧。对仰卧位反流，抬高床头10 cm就可减轻症状。对于立位反流，有时只要患者穿着宽松衣服，避免牵拉、上举或弯腰就可减轻。超重者在减肥后症状会有所改善。某些药物能降低LES的压力，导致反流或使其加重，如抗胆碱药物、钙通道阻断药、硝酸盐类药物、肌肉松弛剂等，对GERD患者尽量避免使用这些药物。

2. GERD 的药物治疗

（1）抑酸药：抑酸药是治疗GERD的主要药物，主要包括PPI和H_2受体拮抗剂（H_2RA），PPI症状缓解最快，对食管炎的治愈率最高。虽然H_2RA疗效低于PPI，但在一些病情不是很严重的GERD患者中，采用H_2RA仍是有效的。

（2）促动力药：促动力药可用于经过选择的患者，特别是作为酸抑制治疗的一种辅助药物。对大多数GERD患者，目前应用的促动力药不是理想的单一治疗药物。

1）多巴胺受体拮抗剂：此类药物能促进食管、胃的排空，增加LES的张力。此类药物包括甲氧氯普胺和多潘立酮，常用剂量为10 mg，每日3~4次，睡前和餐前服用。前者如剂量过大或长期服用，可导致锥体外系神经症状，故老年患者慎用；后者长期服用也可致高催乳素血症，产生乳腺增生、泌乳和闭经等不良反应。

2）非选择性5-HT_4受体激动剂：此类药能促进肠肌丛节后神经释放乙酰胆碱而促进食管、胃的蠕动和排空，从而减轻胃食管反流。目前常用的为莫沙必利，常用剂量为5 mg，每日3~4次，饭前15~30分钟服用。

3）伊托必利：此类药可通过阻断多巴胺D_2受体和抑制胆碱酯酶的双重功能，起到加速胃排空、改善胃张力和敏感性、促进胃肠道动力的作用。该药消化道特异性高，对心脏、中枢神经系统、泌乳素分泌的影响小，在 GERD 治疗方面具有长远的优势。常用剂量为 50 mg，每日 3~4 次，饭前 15~30 分钟服用。

（3）黏膜保护剂：对控制症状和治疗反流性食管炎有一定疗效。常用的药物有硫糖铝 1 g，每日 3~4 次，饭前 1 小时及睡前服用；铝碳酸镁 1 g，每日 3~4 次，饭前 1 小时及睡前服用，具有独特的网状结构，既可中和胃酸，又可在酸性环境下结合胆汁酸，对于十二指肠胃食管反流有较好的治疗效果。枸橼酸铋钾盐，480 mg/d，分 2~4 次于饭前及睡前服用。

（4）γ-氨基丁酸（GABA）受体抑制剂：由于 TLESR 是发生胃食管反流的主要机制，因此 TLESR 成为治疗的有效靶点。对动物及人类研究显示，GABA 受体抑制剂巴氯芬可抑制 TLESR，可能是通过抑制脑干反射而起作用的。巴氯芬对 GERD 患者既有短期作用，又有长期作用，可显著减少反流次数和缩短食管酸暴露时间，还可明显改善十二指肠胃食管反流及其相关的反流症状，是目前控制 TLESR 发生率最有前景的药物。

（5）维持治疗：因为 GERD 是一种慢性疾病，持续治疗对控制症状及防止并发症是适当的。

3. GERD 的内镜抗反流治疗

为了避免 GERD 患者长期需要药物治疗及手术治疗风险大的缺点，内镜医师在过去的几年中在内镜治疗 GERD 方面做出了不懈的努力，通过内镜抗反流治疗改善 LES 的屏障功能，发挥其治疗作用。

（1）胃镜下腔内折叠术：该方法是将一种缝合器安装在胃镜前端，于直视下在齿状线下缝合胃壁组织，形成褶皱，增加贲门口附近紧张度，"延长腹内食管长度" 及形成皱褶，以阻挡胃肠内容物的反流。具体包括黏膜折叠方法或全层折叠方法。

（2）食管下端注射法：指内镜直视下环贲门口或食管下括约肌肌层注射无活性低黏度膨胀物质，增加 LES 的功能。

（3）内镜下射频治疗：该方法是将射频治疗针经活检孔道送达齿状线附近，刺入食管下端的肌层进行热烧灼，使肌层 "纤维化"，增加食管下端张力。

内镜治疗 GERD 的安全性及可能性已经多中心研究所证明，且显示大部分患者可终止药物治疗，但目前仍缺乏严格的大样本多中心对照研究。

4. GERD 的外科手术治疗

对 GERD 患者行外科手术治疗时，必须掌握严格的适应证，主要包括：①需长期用药维持，且用药后症状仍然严重者；②出现严重并发症，如出血、穿孔、狭窄等，经药物或内镜治疗无效者；③伴有严重的食管外并发症，如反复并发肺炎，反复发作的难以控制的哮喘、咽喉炎，经药物或内镜治疗无效者；④疑有恶变倾向的 BE；⑤严重的胃食管反流而不愿终身服药者；⑥仅对大剂量质子泵抑制剂起效的年轻患者，如有严重并发症（出血、狭窄、BE）。

临床应用过的抗反流手术方法较多。目前治疗 GERD 的手术常用 Nissen 胃底折叠术、Belsey 胃底部分折叠术。各种抗反流手术治疗的效果均应通过食管 24 小时的 pH 测定、内镜及临床表现进行综合评价。

近十几年来，腹腔镜抗反流手术得到了长足的发展。腹腔镜胃底折叠术是治疗 GERD 疗效确切的方法，是治疗 GERD 的主要选择之一，尤其适用于年轻、药物治疗效果不佳、伴有裂孔疝的患者。与常规开放手术相比较，腹腔镜手术具有创伤小、术后疼痛轻和患者恢复快的优点，特别适用于年老体弱、心肺不佳的患者。但最近的研究显示，术后并发症高达30%，包括吞咽困难、不能打嗝、腹泻及肛门排气等。约62%的患者在接受抗反流手术10年后仍需服用PPI治疗。因此，内科医师在建议GERD患者行腹腔镜胃底折叠术前应注意这些并发症，严格选择患者。

5. 并发症的治疗

（1）食管狭窄的治疗：早期给予有效的药物治疗是预防GERD患者食管狭窄的重要手段。内镜扩张疗法是治疗食管狭窄所致吞咽困难的有效方法。扩张疗法所需食管扩张器有各型探条、气囊、水囊及汞橡胶扩张器等。常将食管直径扩张至14 mm或44 F。患者进行有效的扩张食管治疗后，应用PPI或H_2RA维持治疗，避免食管再次狭窄。手术是治疗食管狭窄的有效手段。常在抗反流术前或术中同时使用食管扩张疗法。

（2）BE的治疗。

1）药物治疗：长期PPI治疗不能缩短BE的病变长度，但可促进部分患者鳞状上皮再生，降低食管腺癌发生率。选择性COX-2抑制剂有助于减少食管癌，尤其是腺癌的风险。

2）内镜治疗：目前常采用的内镜治疗方法有各种方式的内镜消融治疗和内镜下黏膜切除术等。适应证为伴有异型增生和黏膜内癌的BE患者，超声内镜检查既有助于了解病变的深度，又有助于治疗方式的选择。

3）手术治疗：对已证实有癌变的BE患者，原则上应手术治疗。手术方法同食管癌切除术，胃肠道重建多用残胃或结肠，少数用空肠。

4）抗反流手术：包括外科手术和内镜下抗反流手术。虽然能在一定程度上改善BE患者的反流症状，但不能影响其自然病程，远期疗效有待证实。

七、护理评估

（一）健康史

询问患者症状出现的时间、频率和严重程度；了解患者饮食习惯如有无进食高脂食物、饮用含咖啡因饮料等；有无烟酒嗜好；有无肥胖及其他疾病，是否服用对下食管括约肌压力有影响的药物等。

（二）身体状况

胃食管反流病的临床表现多样，轻重不一。

1. 反流症状

包括反酸、反食、嗳气等。常于餐后特别是饱餐后、平卧时发生，有酸性液体或食物从胃及食管反流到口咽部。反酸常伴胃灼热，是胃食管反流病最常见的症状。

2. 反流物刺激食管引起的症状

包括胃灼热、胸痛、吞咽痛等。胃灼热是一种胸骨后发热、烧灼样不适，常于餐后（尤其是饱食或脂肪餐）1小时出现，躯体前屈或用力屏气时加重，站立或坐位或服用抗酸药物后可缓解。一般认为是由于酸性反流物刺激食管上皮下的感觉神经末梢所致。反流物也可刺激机械感受器引起食管痉挛性疼痛，严重者可放射到颈部、后背、胸部，有时酷似心绞痛症状。部分患者可有吞咽痛和吞咽困难，常为间歇性发作，为食管动力异常所致，晚期可呈持续性并进行性加重，常提示食管狭窄。

3. 食管以外刺激的临床表现

如咽部异物感、咳嗽、咽喉痛、声音嘶哑等。部分患者以咳嗽、哮喘为主要症状，是因反流物吸入呼吸道，刺激支气管黏膜引起炎症和痉挛，或因反流物刺激食管黏膜感受器，通过迷走神经反射性引起支气管痉挛所致。

4. 并发症

（1）上消化道出血：由于食管黏膜炎症、糜烂和溃疡所致，多表现为黑便，呕血较少。

（2）食管狭窄：重度反流性食管炎可因食管黏膜糜烂、溃疡，使纤维组织增生，瘢痕形成致食管狭窄，患者表现为渐进性吞咽困难，尤以进食固体食物时明显。

（3）Barrett 食管：食管黏膜因受反流物的慢性刺激，食管与胃交界处的齿状线 2 cm 以上的鳞状上皮被化生的柱状上皮替代，称为 Barrett 食管，是食管腺癌的主要癌前病变。

（三）心理—社会状况

重点评估患者的心理状况、工作及生活中的压力及其对生理、心理状况的影响，如有无严重的焦虑或抑郁，对疾病知识的了解程度等。精神紧张、情绪变化和抑郁等均可影响食管动力和感觉功能，并影响患者对症状和疾病行为的感知能力，从而表现出焦虑、抑郁和躯体化精神症状。

八、护理措施

（一）指导患者改变不良生活方式和饮食习惯

（1）卧位时将床头抬高 10~20 cm，避免餐后平卧和睡前 2 小时进食。

（2）少量多餐，避免过饱；食物以高蛋白、高纤维、低脂肪、易消化为主，应细嚼慢咽；避免进食可使下食管括约肌压降低的食物，如高脂肪、巧克力、咖啡、浓茶等；戒烟酒。

（3）避免剧烈运动以及使腹压升高的因素，如肥胖、穿紧身衣、束腰带等。

（4）避免使用使下食管括约肌压降低的药物，如 β 肾上腺素能激动剂、α 肾上腺素能受体阻滞剂、抗胆碱药物、钙通道阻滞药、茶碱等。

（二）用药指导

抑制胃酸是胃食管反流病治疗的主要手段，根据医嘱给患者进行药物治疗，注意观察疗效及不良反应。

1. 抑制胃酸药物

质子泵抑制剂可有效抑制胃酸分泌，快速缓解症状。每日一次应用 PPI 的患者应该在早餐前服用，而睡前服用 PPI 可更好控制夜间酸分泌，通常疗程在 8 周以上，部分患者需要长期服药。也可选用 H_2 受体阻断剂，如西咪替丁、雷尼替丁、法莫替丁等，疗程 8~12 周，适用于轻、中症患者。

2. 促动力药物

可增加下食管括约肌压力，改善食管蠕动功能，促进胃排空，减少胃食管反流，改善患者症状，可作为抑酸剂的辅助用药。常用药物有甲氧氯普胺或多潘立酮，餐前半小时服用，服药期间注意观察有无腹泻、便秘、腹痛、恶心等不良反应。

3. 黏膜保护剂

可以在食管黏膜表面形成保护性屏障，吸附胆盐和胆汁酸，阻止胃酸、胃蛋白酶的侵蚀，防止其对食管黏膜的进一步损伤。常用药物包括硫糖铝、铋剂、铝碳酸镁等。硫糖铝片需嚼碎后呈糊状，餐前半小时用少量温开水冲服，但长期使用可抑制磷的吸收而致骨质疏松。

（三）心理护理

关心体贴患者，告知疾病与治疗有关知识，消除患者紧张情绪，避免一些加重本病的刺激因素，使患者主动配合治疗，保持情绪稳定。

（苍　爽）

第二节　急性胃炎

急性胃炎指由各种原因引起的急性胃黏膜炎症，其病变可以仅局限于胃底、胃体、胃窦的任何一部分，病变深度大多局限于黏膜层，严重时则可累及黏膜下层、肌层，甚至达浆膜层。临床表现多种多样，可以有上腹痛、恶心、呕吐、上腹不适、呕血、黑便，也可无症状，而仅有胃镜下表现。急性胃炎的病因虽然多样，但各种类型在临床表现、病变的发展规律和临床诊治等方面有一些共性。大多数患者通过及时诊治能很快痊愈，但也有部分患者其病变可以长期存在并转化为慢性胃炎。

一、护理评估

（一）健康史

评估患者既往有无胃病史，有无服用对胃有刺激的药物，如阿司匹林、保泰松、洋地黄类、铁剂等，评估患者的饮食情况及睡眠。

（二）身体状况

1. 腹痛的评估

患者主要表现为上腹痛、饱胀不适。多数患者无症状或症状被原发疾病所掩盖。

2. 恶心、呕吐的评估

患者可有恶心、呕吐、食欲不振等症状，注意观察患者呕吐的次数及呕吐物的性质、量的情况。

3. 腹泻的评估

食用沙门菌、嗜盐菌或葡萄球菌毒素污染食物引起的胃炎患者常伴有腹泻。评估患者的大便次数、颜色、性状及量的情况。

4. 呕血和（或）黑便的评估

在所有上消化道出血的病例中，急性糜烂出血性胃炎所致的消化道出血占 10%～30%，仅次于消化性溃疡。

（三）辅助检查

1. 胃镜检查

可见胃黏膜充血、水肿、糜烂、出血及炎性渗出。

2. 实验室检查

血常规检查：糜烂性胃炎可有红细胞、血红蛋白减少；大便常规检查：大便隐血试验阳性；血电解质检查：剧烈腹泻患者可有水、电解质紊乱。

（四）心理—社会状况

1. 生活方式

评估患者生活是否规律，包括学习或工作、活动、休息与睡眠的规律性，有无烟酒嗜好等。评估患者是否能得到亲人及朋友的关爱。

2. 饮食习惯

评估患者是否进食过冷、过热、过于粗糙的食物；是否食用刺激性食物，如辛辣、过酸或过甜的食物，以及饮用浓茶、浓咖啡、烈酒等；是否注意饮食卫生。

3. 焦虑或恐惧

因出现呕血、黑便或症状反复发作而产生紧张、焦虑、恐惧心理。

4. 认知程度

是否了解急性胃炎的病因及诱发因素，以及如何防护。

（五）腹部体征评估

上腹部压痛是常见体征，有时上腹部胀气明显。

二、主要护理诊断/问题

1. 腹痛

由于胃黏膜的炎性病变所致。

2. 营养失调：低于机体需要量

由于胃黏膜的炎性病变所致的食物摄入、吸收障碍所致。

3. 焦虑

由于呕血、黑便及病情反复所致。

三、护理目标

（1）患者腹痛症状减轻或消失。

（2）患者住院期间保证机体需热量，维持水、电解质及酸碱平衡。

（3）患者焦虑程度减轻或消失。

四、护理措施

（一）一般护理

1. 休息

患者应注意休息，减少活动，对急性应激造成者应卧床休息，同时做好心理疏导。

2. 饮食

一般可给予无渣、半流质的温热饮食。如少量出血可给予牛奶、米汤等以中和胃酸，有利于黏膜的修复。剧烈呕吐、呕血的患者应禁食，可静脉补充营养。

3. 环境

为患者创造整洁、舒适、安静的环境，定时开窗通风，保证空气新鲜及温湿度适宜，使其心情舒畅。

(二) 心理护理

1. 解释症状出现的原因

患者因出现呕血、黑便或症状反复发作而产生紧张、焦虑、恐惧心理。护理人员应向其耐心说明出血原因，并给予解释和安慰。应告知患者，通过有效治疗，出血会很快停止；并通过自我护理和保健，可减少本病的复发次数。

2. 心理疏导

耐心解答患者及家属提出的问题，向患者解释精神紧张不利于呕吐的缓解，特别是有的呕吐与精神因素有关，紧张、焦虑还会影响食欲和消化能力，而树立信心及情绪稳定则有利于症状的缓解。

3. 应用放松技术

利用深呼吸、转移注意力等放松技术，减少呕吐的发生。

(三) 治疗配合

1. 腹痛

遵医嘱给予局部热敷、按摩、针灸或止痛药物等缓解腹痛症状，同时应安慰、陪伴患者以使其精神放松，消除紧张恐惧心理，保持情绪稳定，从而增强患者对疼痛的耐受性；非药物止痛方法还可以用分散注意力法，如数数、谈话、深呼吸等；行为疗法，如放松技术、冥想、音乐疗法等。

2. 恶心、呕吐、上腹不适

评估症状是否与精神因素有关，关心和帮助患者消除紧张情绪。观察患者呕吐的次数及呕吐物的性质和量的情况。一般呕吐物为消化液和食物时有酸臭味，混有大量胆汁时呈绿色，混有血液呈鲜红色或棕色残渣。及时为患者清理呕吐物、更换衣物，协助患者采取舒适体位。

3. 呕血、黑便

排除鼻腔出血及进食大量动物血、铁剂等所致呕吐物呈咖啡色或黑便。观察患者呕血与黑便的颜色性状和量的情况，必要时遵医嘱给予输血、补液、补充血容量治疗。

(四) 用药护理

(1) 向患者讲解药物的作用、不良反应、服用时的注意事项，如抑制胃酸的药物多于饭前服用；抗生素类多于饭后服用，并询问患者有无过敏史，严密观察用药后的反应；应用止泻药时应注意观察排便情况，观察大便的颜色、性状、次数及量，腹泻控制时应及时停药；保护胃黏膜的药物大多数是餐前服用，个别药例外；应用解痉止痛药如山莨菪碱或阿托品时，会出现口干等不良反应，并且青光眼及前列腺肥大者禁用。

(2) 保证患者每日的液体入量，根据患者情况和药物性质调节滴注速度，合理安排所用药物的前后顺序。

(五) 健康教育

(1) 应向患者及家属讲明急性胃炎的病因，如是药物引起，应告诫今后禁止用此药；

如疾病需要必须用该药，必须遵医嘱配合服用制酸剂以及胃黏膜保护剂。

（2）嗜酒者应劝告戒酒。

（3）嘱患者进食要有规律，避免食生、冷、硬及刺激性食物和饮料。

（4）让患者及家属了解本病为急性病，应及时治疗及预防复发，防止发展为慢性胃炎。

（5）应遵医嘱按时用药，如有不适，及时来院就医。

（高　阳）

第三节　慢性胃炎

慢性胃炎是指不同病因引起的慢性胃黏膜炎性病变，其发病率在各种胃病中居首位。随着年龄增长而逐渐增高，男性稍多于女性。

一、护理评估

（一）健康史

评估患者既往有无其他疾病，是否长期服用 NSAIDs 如阿司匹林、吲哚美辛等，有无烟酒嗜好及饮食、睡眠情况。

（二）身体状况

1. 腹痛的评估

评估腹痛发生的原因或诱因，疼痛的部位、性质和程度，与进食、活动、体位等因素的关系，有无伴随症状。慢性胃炎进展缓慢，多无明显症状。部分患者可有上腹部隐痛与饱胀的表现。腹痛无明显节律性，通常进食后较重，空腹时较轻。

2. 恶心、呕吐的评估

评估恶心、呕吐发生的时间、频率、原因或诱因，与进食的关系；呕吐的特点及呕吐物的性质、量；有无伴随症状，是否与精神因素有关。慢性胃炎的患者进食硬、冷、辛辣或其他刺激性食物时可引发恶心、反酸、嗳气、上腹不适、食欲不振等症状。

3. 贫血的评估

慢性胃炎并发胃黏膜糜烂者可出现少量或大量上消化道出血，表现以黑便为主，持续3~4 日停止。长期少量出血可引发缺铁性贫血，患者可出现头晕、乏力及消瘦等症状。

（三）辅助检查

1. 胃镜及黏膜活组织检查

这是最可靠的诊断方法，可直接观察黏膜病损。慢性萎缩性胃炎可见黏膜呈颗粒状，黏膜血管显露、色泽灰黯、皱襞细小；慢性浅表性胃炎可见红斑、黏膜粗糙不平、出血点（斑）。两种胃炎皆可伴有黏膜糜烂、胆汁反流。活组织检查可进行病理学诊断，同时可检测幽门螺杆菌。

2. 胃酸的测定

慢性浅表性胃炎胃酸分泌可正常或轻度降低，而萎缩性胃炎胃酸明显降低，其分泌胃酸功能随胃腺体的萎缩、肠腺化生程度的加重而降低。

3. 血清学检查

慢性胃体炎患者血清抗壁细胞抗体和内因子抗体呈阳性，血清胃泌素明显升高；慢性胃窦炎患者血清抗壁细胞抗体多呈阴性，血清胃泌素下降或正常。

4. 幽门螺杆菌检测

通过侵入性和非侵入性方法检测幽门螺杆菌。慢性胃炎患者胃黏膜中幽门螺杆菌阳性率的高低与胃炎活动与否有关，且不同部位的胃黏膜其幽门螺杆菌的检测率也不相同。幽门螺杆菌的检测对慢性胃炎患者的临床治疗有指导意义。

(四) 心理—社会状况

1. 生活方式

评估患者生活是否有规律；生活或工作负担及承受能力；有无过度紧张、焦虑等负面情绪；睡眠的质量如何等。

2. 饮食习惯

评估患者平时饮食习惯及食欲，进食时间是否规律；有无特殊的食物喜好或禁忌，有无食物过敏，有无烟酒嗜好。

3. 心理—社会状况

评估患者的性格及精神状态；患病对患者日常生活、工作的影响。患者有无焦虑、抑郁、悲观等负面情绪及其程度。评估患者的家庭成员组成，家庭经济、文化、教育背景，对患者的关怀和支持程度；医疗费用来源或支付方式。

4. 认知程度

评估患者对慢性胃炎的病因、诱因及如何预防的了解程度。

(五) 腹部体征的评估

慢性胃炎的体征多不明显，少数患者可出现上腹部轻压痛。

二、主要护理诊断/问题

1. 疼痛

由于胃黏膜炎性病变所致。

2. 营养失调：低于机体需要量

由于厌食、消化吸收不良所致。

3. 焦虑

由于病情反复、病程迁延所致。

4. 活动无耐力

由于慢性胃炎引起贫血所致。

5. 知识缺乏

缺乏对慢性胃炎病因和预防知识的了解。

三、护理目标

(1) 患者疼痛减轻或消失。

(2) 患者住院期间能保证机体所需热量、水分、电解质的摄入。

（3）患者焦虑程度减轻或消失。

（4）患者活动耐力恢复或有所改善。

（5）患者能自述疾病的诱因及预防保健知识。

四、护理措施

（一）一般护理

1. 休息

指导患者急性发作时应卧床休息，并可用转移注意力、做深呼吸等方法来减轻不适。

2. 活动

病情缓解时，进行适当的锻炼，以增强机体抵抗力。嘱患者生活要有规律，避免过度劳累，注意劳逸结合。

3. 饮食

急性发作时可予少渣半流食，恢复期患者指导其食用富含营养、易消化的食物，避免食用辛辣、生冷等刺激性食物及饮用浓茶、咖啡等饮料。嗜酒患者嘱其戒酒。指导患者加强饮食卫生并养成良好的饮食习惯，定时进餐，少量多餐，细嚼慢咽。如胃酸缺乏者可酌情食用酸性食物如山楂、食醋等。

4. 环境

为患者创造良好的休息环境，定时开窗通风，保证病室的温湿度适宜。

（二）心理护理

1. 减轻焦虑

提供安全舒适的环境，减少对患者的不良刺激。避免患者与其他有焦虑情绪的患者或亲属接触。指导其散步、听音乐等转移注意力的方法。

2. 心理疏导

首先帮助患者分析这次产生焦虑的原因，了解患者内心的期待和要求；然后共同商讨这些要求是否能够实现，以及错误的应对机制所产生的后果。指导患者采取正确的应对机制。

3. 树立信心

向患者讲解疾病的病因及防治知识，指导患者如何保持合理的生活方式和去除对疾病的不利因素。并可以请有过类似疾病的患者讲解采取正确应对机制所取得的良好效果。

（三）治疗配合

1. 腹痛

评估患者疼痛的部位、性质及程度。嘱患者卧床休息，协助患者采取有利于减轻疼痛的体位。可利用局部热敷、针灸等方法来缓解疼痛。必要时遵医嘱给予药物止痛。

2. 活动无耐力

协助患者进行日常生活活动。指导患者体位改变时动作要慢，以免发生直立性低血压。根据患者病情共同制订每日的活动计划，指导患者逐渐增加活动量。

3. 恶心、呕吐

协助患者采取正确体位，头偏向一侧，防止误吸。安慰患者，消除患者紧张、焦虑的情绪。呕吐后及时为患者清理，更换床单位并协助患者采取舒适体位。观察呕吐物的性质、量及呕吐次数。必要时遵医嘱给予止吐药物治疗。

附：呕吐特点及呕吐物性质分析

1. 呕吐不伴恶心

呕吐突然发生，无恶心、干呕的先兆，伴明显头痛，且呕吐于头痛剧烈时出现，常见于神经血管性头痛、脑震荡、脑出血、脑炎、脑膜炎及脑肿瘤等。

2. 呕吐伴恶心

多见于胃源性呕吐，例如胃炎、胃溃疡、胃穿孔、胃癌等，呕吐多与进食、饮酒、服用药物有关，吐后常感轻松。

3. 清晨呕吐

多见于妊娠呕吐和酒精性胃炎的呕吐。

4. 食后即恶心、呕吐

如果食物尚未到达胃内就发生呕吐，多为食管疾病，如食管癌、食管贲门失弛缓症。食后即有恶心、呕吐伴腹痛、腹胀者常见于急性胃肠炎、阿米巴痢疾。

5. 呕吐发生于饭后2~3小时

可见于胃炎、胃溃疡和胃癌。

6. 呕吐发生于饭后4~6小时

可见于十二指肠溃疡。

7. 呕吐发生在夜间

呕吐发生在夜间，且量多有发酵味者，常见于幽门梗阻、胃及十二指肠溃疡、胃癌。

8. 大量呕吐

呕吐物如为大量，提示有幽门梗阻、胃潴留或十二指肠淤滞。

9. 少量呕吐

呕吐常不费力，每口吐出量不多，可有恶心，进食后可立即发生，吐完后可再进食，多见于神经官能性呕吐。

10. 呕吐物性质辨别

（1）呕吐物酸臭：呕吐物酸臭或呕吐隔日食物见于幽门梗阻、急性胃炎。

（2）呕吐物中有血：应考虑消化性溃疡、胃癌。

（3）呕吐黄绿苦水：应考虑十二指肠梗阻。

（4）呕吐物带粪便：见于肠梗阻晚期，带有粪臭味见于小肠梗阻。

（四）用药护理

（1）向患者讲解药物的作用、不良反应及用药的注意事项，观察患者用药后的反应。

（2）根据患者的情况进行指导，避免使用对胃黏膜有刺激的药物，必须使用时应同时服用抑酸剂或胃黏膜保护剂。

（3）有幽门螺杆菌感染的患者，应向其讲解清除幽门螺杆菌的重要性，嘱其连续服药两周，停药4周后再复查。

（4）静脉给药患者，应根据患者的病情、年龄等情况调节滴注速度，保证入量。

（五）健康教育

（1）向患者及家属介绍本病的有关病因，指导患者避免诱发因素。

（2）教育患者保持良好的心理状态，平时生活要有规律，合理安排工作和休息时间，注意劳逸结合，积极配合治疗。

（3）强调饮食调理对防止疾病复发的重要性，指导患者加强饮食卫生和饮食营养，养成有规律的饮食习惯。

（4）避免摄入刺激性食物及饮料，嗜酒患者应戒酒。

（5）向患者介绍所用药物的名称、作用、不良反应，以及服用的方法、剂量和疗程。

（6）嘱患者定期按时服药，如有不适及时就诊。

（赵旖旎）

第五章

内分泌系统疾病护理

第一节 腺垂体功能减退症

一、概述

腺垂体功能减退症是由于腺垂体激素分泌减少或缺乏所致的复合症群，可以是单种激素减少如生长激素（GH）、催乳素（PRL）缺乏或多种激素如促性腺激素（Gn）、促甲状腺激素（TSH）、促肾上腺皮质激素（ACTH）同时缺乏。腺垂体功能减退症可原发于垂体病变或继发于下丘脑病变，表现为甲状腺、肾上腺、性腺等功能减退和（或）蝶鞍区占位性病变。临床表现变化较大，容易造成诊断延误，但补充所缺乏的激素后症状可迅速缓解。

二、病因及发病机制

1. 垂体瘤

为成人最常见原因，大都属于良性肿瘤。腺瘤可分功能性和非功能性。腺瘤增大可压迫正常垂体组织，引起腺垂体功能减退。颅咽管瘤可压迫邻近神经及血管组织，导致生长迟缓、视力减弱、视野缺损、尿崩症等。

2. 下丘脑病变

如肿瘤、炎症、浸润性病变（如淋巴瘤、白血病）、肉芽肿（如结节病）等，可直接破坏下丘脑神经分泌细胞，使释放激素分泌减少，从而减少腺垂体分泌各种促靶腺激素、生长激素和催乳素等。

3. 垂体缺血性坏死

妊娠期垂体呈生理性肥大，血供丰富，若围生期因前置胎盘、胎盘早期剥离、胎盘滞留、子宫收缩无力等引起大出血、休克、血栓形成，使腺垂体大部缺血坏死和纤维化，以致腺垂体功能低下，临床称为希恩综合征。

4. 蝶鞍区手术、放疗和创伤

垂体瘤切除、术后放疗以及乳腺癌作垂体切除治疗等，均可导致垂体损伤。颅骨骨折可损毁垂体柄和垂体门静脉血液供应。鼻咽癌放疗也可损坏下丘脑和垂体，引起垂体功能减退。

5. 感染和炎症

各种感染如病毒、细菌、真菌等引起的脑炎、脑膜炎、流行性出血热、结核等均可引起下丘脑—垂体损伤而导致功能减退。

6. 其他

长期使用糖皮质激素、垂体卒中以及空泡蝶鞍、海绵窦处颈内动脉瘤等均可引起本病。

三、临床表现

据估计，约50%以上腺垂体组织破坏后才有症状，75%破坏时有明显临床表现，破坏达95%可有严重垂体功能减退。最早表现为促性腺激素、生长激素和催乳素缺乏；促甲状腺激素缺乏次之；然后可伴有ACTH缺乏。希恩综合征患者多表现为全垂体功能减退，但无占位性病变表现。垂体功能减退主要表现为各靶腺（性腺、甲状腺、肾上腺）功能减退。

1. 性腺功能减退

常最早出现。女性多有产后大出血、休克、昏迷病史，表现为产后无乳、乳房萎缩、月经不再来潮、性欲减退、不育、性交痛等。检查有阴道分泌物减少，外阴、子宫和阴道萎缩，毛发脱落，尤以阴毛、腋毛为甚。成年男子性欲减退、勃起功能障碍，检查睾丸松软缩小，胡须、腋毛和阴毛稀少，无男性气质，皮脂分泌减少，骨质疏松。

2. 甲状腺功能减退

患者怕冷、嗜睡、思维迟钝、精神淡漠，皮肤干燥变粗、苍白、少汗、弹性差。严重者可呈黏液性水肿、食欲减退、便秘、抑郁、精神失常、心率缓慢等。

3. 肾上腺皮质功能减退

患者常有明显疲乏、软弱无力、食欲不振、恶心、呕吐、体重减轻，血压偏低。因黑色素细胞刺激素减少可有皮肤色素减退，面色苍白，乳晕色素浅淡，有别于慢性肾上腺功能减退症。对胰岛素敏感者可有血糖降低，生长激素缺乏可加重低血糖发作。

4. 垂体功能减退性危象（简称垂体危象）

在全垂体功能减退症基础上，各种应激如感染、败血症、腹泻、呕吐、失水、饥饿、寒冷、急性心肌梗死、脑卒中、手术、外伤、麻醉，以及使用镇静剂、催眠药、降糖药等均可诱发垂体危象。临床表现为：①高热型（体温高于40 ℃）；②低温型（体温低于30 ℃）；③低血糖型；④低血压、循环虚脱型；⑤水中毒型；⑥混合型。各种类型可伴有相应的症状，突出表现为循环系统、消化系统和神经精神方面的症状，如高热、循环衰竭、休克、恶心、呕吐、头痛、神志不清、谵妄、抽搐、昏迷等严重垂危状态。

另外，生长激素不足成人一般无特殊症状，儿童可引起侏儒症。垂体内或其附近肿瘤压迫除有垂体功能减退外，还伴有占位性病变的体征如视野缺损、眼外肌麻痹、视力减退、头痛、嗜睡、多饮多尿、多食等下丘脑综合征。

四、辅助检查

1. 性腺功能测定

女性有血雌二醇水平降低，没有排卵及基础体温改变，阴道涂片未见雌激素作用的周期性变化，男性见血睾酮水平降低或为正常低值，精子数量减少、形态改变、活动度差，精液量少。

2. 肾上腺皮质功能测定

24 小时尿 17-羟皮质类固醇及游离皮质醇排量减少，血浆皮质醇浓度降低，但节律正常，葡萄糖耐量试验示血糖呈低平曲线改变。

3. 甲状腺功能测定

血清总 T_4、游离 T_4 均降低，总 T_3 和游离 T_3 正常或降低。

4. 腺垂体激素测定

FSH、LH、TSH、ACTH、PRL 及 GH 血浆水平低于正常低限。

5. 其他检查

可用 X 线、CT、MRI 了解病变部位、大小、性质及其对邻近组织的侵犯程度。

五、诊断

根据病史、症状、体征，结合实验室检查和影像学发现，可做出诊断。需排除以下疾病：多发性内分泌腺功能减退症，神经性厌食，失母爱综合征等。

六、治疗

1. 病因治疗

垂体功能减退症可由多种病因引起，应针对病因治疗。肿瘤患者可通过手术、化疗或放疗等措施治疗。对颅内占位性病变，必须先解除压迫及破坏作用，减轻和缓解颅内压升高症状，提高生活质量。对于出血、休克而引起缺血性垂体坏死，关键在于预防，加强产妇围生期的监护，及时纠正产科病理状态。国内自采用新法接生及重视围生医学、加强产前保健后，因分娩所致大出血的发生率已显著下降，产后垂体坏死已大为减少。

2. 激素替代治疗

多采用靶腺激素替代治疗，需要长期甚至终身维持治疗。治疗过程中应先补给糖皮质激素，然后再补充甲状腺激素，以防肾上腺危象发生。所有替代治疗宜经口服给药。

（1）肾上腺糖皮质激素：多选用氢化可的松，生理剂量为 20~30 mg/d，剂量随病情变化而调节，应激状态下需适当增加用量。

（2）甲状腺激素：生理剂量为左甲状腺素 50~150 μg/d 或甲状腺干粉片 40~120 mg/d，对于老年人，冠心病、骨密度低的患者，宜从最小剂量开始，并缓慢递增剂量，以免加重肾上腺皮质负担，诱发危象。

（3）性激素：病情较轻的育龄女性需采用人工月经周期治疗，可维持第二性征和性功能，促进排卵和生育。男性患者用丙酸睾酮治疗，可促进蛋白质合成、增强体质、改善性功能与性生活，但不能生育。

3. 垂体危象处理

首先给予 50% 葡萄糖注射液 40~60 mL 迅速静注以抢救低血糖，然后用 5% 葡萄糖盐水，500~1 000 mL 中加入氢化可的松 50~100 mg 静滴，以解除急性肾上腺功能减退危象。有循环衰竭者按休克原则治疗，感染败血症者应积极抗感染治疗，水中毒患者应加强利尿，可给予泼尼松或氢化可的松。低温与甲状腺功能减退有关，可给予小剂量甲状腺激素，并采取保暖措施使患者体温回升。高温者应予降温治疗。禁用或慎用麻醉剂、镇静剂、催眠药或降糖药等，以防止诱发昏迷。

七、护理措施

1. 饮食护理

指导患者进食高热量、高蛋白、高维生素、易消化的饮食，少量多餐，以增强机体抵抗力。

2. 垂体危象的护理

（1）避免诱因：避免感染、失水、饥饿、寒冷、外伤、手术、不恰当用药等诱因。

（2）病情监测：密切观察患者的意识状态、生命体征变化，注意有无低血糖、低血压、低体温等情况。评估患者神经系统体征以及瞳孔大小、对光反射的变化。

（3）紧急处理配合：一旦发生垂体危象，立即报告医师并协助抢救。主要措施有：①迅速建立静脉通道，补充适当的水分，保证激素类药及时准确使用；②保持呼吸道通畅，给予氧气吸入；③低温者应保暖，高热型患者给予降温处理；④做好口腔护理、皮肤护理，保持排尿通畅，防止尿路感染。

八、健康教育

1. 避免诱因

指导患者保持情绪稳定，注意生活规律，避免过度劳累。冬天注意保暖，更换体位时动作应缓慢，以免发生晕厥。平时注意皮肤的清洁，预防外伤，少到公共场所或人多之处，以防发生感染。

2. 用药指导

教会患者认识所服药物的名称、剂量、用法及不良反应，如肾上腺糖皮质激素过量易致欣快感、失眠；服用甲状腺激素应注意心率、心律、体温、体重变化等。指导患者认识到随意停药的危险性，必须严格遵医嘱按时按量服用药物，不得随意增减药物。

3. 观察与随访

指导患者识别垂体危象的征兆，若有感染、发热、外伤、腹泻、呕吐、头痛等情况发生时，应立即就医。外出时随身携带识别卡，以防意外发生。

九、预后

积极防治产后大出血及产褥热，在垂体瘤手术、放疗时也应预防此症的发生。本病多采用靶腺激素长期替代治疗，可适应日常生活。

（徐　丹）

第二节　生长激素缺乏症

一、概述

生长激素缺乏症是指自儿童期起病的垂体前叶（腺垂体）生长激素（GH）部分或完全缺乏而导致的生长发育障碍性疾病。可为单一的生长激素缺乏，也可同时伴垂体前叶其他激素特别是促性腺激素缺乏。其患病率约为 1/10 000，男性较女性儿童更易患病。

二、护理评估

（一）健康评估

导致生长激素缺乏的病因可分为三类，即原发性垂体疾患、下丘脑疾患以及外周组织对 GH 不敏感。护士在评估患者健康史时，应从以下 3 个方面进行评估。

1. 原发性垂体前叶功能低下

（1）先天性异常：包括先天性脑发育异常如全前脑综合征、垂体前叶缺如、脑中线发育缺陷以及家族性全垂体前叶功能低下、家族性生长激素缺乏症等。

（2）颅内肿瘤：如垂体无功能性腺瘤、颅咽管瘤等鞍内或鞍上肿瘤的压迫致垂体前叶萎缩。

（3）其他损伤：如颅脑外伤、颅内感染、颅内肿瘤的放疗等，组织细胞增多症对垂体的浸润以及结节病等。

2. 继发于下丘脑疾病的 GH 缺乏

（1）特发性：这是生长激素缺乏症的最常见病因，多因出生时损伤所致。生长激素缺乏症儿童中的 50%~60% 有围生期损伤史，如难产、出生后窒息，也可伴有其他垂体前叶激素缺乏。

（2）颅内感染、颅内放疗后、肉芽肿病（如组织细胞增生症）、下丘脑肿瘤（如颅咽管瘤）、精神社会因素（情感剥夺性侏儒症）等可致下丘脑功能异常，促生长激素释放激素（GHRH）产生不足。

3. GH 不敏感综合征

（1）遗传性生长激素抵抗症：是由于遗传性生长激素受体缺乏或不足，致胰岛素生长因子 1（IGF-1）生成减少或缺如。血 GH 水平升高，而 IGF-1 水平低。

（2）无活性 GH：患者表现为垂体性侏儒，但血 GH 正常或升高，GH 分子结构、GH 受体以及受体后反应均正常。推测病因可能与 GH 无生物活性有关。

（二）临床症状观察与评估

1. 生长激素缺乏的表现

患者出生时或出生后身材矮小，生长节律变慢，身高较正常平均值低，但体态匀称，骨龄延迟，牙齿成熟也较晚。皮肤较细腻，皮下脂肪组织丰富，成年期面容呈"小老头"。

2. 其他垂体前叶激素缺乏的表现

可只表现为单一垂体生长激素缺乏或加上一两种或数种垂体前叶激素缺乏，一般为促性腺激素，其他为促肾上腺皮质激素或促甲状腺激素，如促性腺激素缺乏可出现性腺不发育，促肾上腺激素和促甲状腺激素缺乏时，临床表现常不明显或有低血糖症状等。

3. 其他

如继发于下丘脑—垂体疾病，以颅咽管瘤较为多见，可表现为相应疾病的症状和体征。

（三）辅助检查评估

1. 血生长激素基础值测定

生长激素分泌呈脉冲式，大部分分泌峰值在睡眠的第 3~4 期，而且不同年龄、性别，性激素水平的差异很大，清晨空腹测定生长激素值可作为筛查。

2. 兴奋试验

（1）胰岛素低血糖兴奋试验：空腹过夜，基础状态下，快速静脉注入普通胰岛素 0.1~0.15 U/kg 体重，分别于注射前及注射后 30 分钟、60 分钟、90 分钟、120 分钟取血测血糖及垂体生长激素水平，如血糖下降至 50 mg/dL（2.8 mL/L）以下或降至空腹血糖的 50% 以下为有效的低血糖刺激，如注射胰岛素后垂体生长激素>5 ng/mL 为反应正常。

（2）左旋多巴兴奋试验：清晨空腹，口服左旋多巴，成人 0.5 g，儿童 15 kg 体重以下口服 0.125 g，15~30 kg 口服 0.25 g，30 kg 以上口服 0.5 g。服药前及服药后 30 分钟、60 分钟、90 分钟、120 分钟取血测垂体生长激素水平，如垂体生长激素>5 ng/mL 为反应正常。

（3）精氨酸兴奋试验：空腹过夜基础条件下，半小时内静脉滴注精氨酸 0.5 g/kg 体重，最大量不超过 20 g，滴注前及滴注后 30 分钟、60 分钟、90 分钟、120 分钟取血测垂体生长激素水平，如垂体生长激素>5 ng/mL 为反应正常。

（4）生长激素释放激素（GHRH）兴奋试验：静脉注射 GHRH 1~2 μg/L，注射前及注射后 30 分钟、60 分钟、90 分钟、120 分钟取血 GH。如峰值 ≤5 μg/L，属无反应；6~10 μg/L 为轻度反应；11~50 μg/L 为有反应。

3. 定位检查

CT、磁共振检查有无下丘脑或垂体肿瘤。

（四）心理—社会评估

患者经常幼年发病，在同龄人中发育较迟缓，因此，患者会产生自卑、性格孤僻、社交障碍等。护士在对患者进行评估时应态度和蔼，多与患者进行交流，了解患者心理状况。

三、护理诊断

1. 自我形象紊乱

与疾病所致个子矮小有关。

2. 知识缺乏

与未接受过相关疾病教育有关。

3. 焦虑

与个子矮小所致自卑情绪有关。

4. 受伤的危险

与患者行低血糖刺激试验血糖过低有关。

四、护理目标

（1）通过健康教育患者能够复述有关疾病知识，并表示理解并接受。

（2）患者生活需求得到满足。

（3）患者能够配合完成功能试验。

（4）患者住院期间无低血糖等并发症发生。

（5）患者住院期间能够接受身体外形改变，能够进行正常社交。

五、护理措施

（一）心理护理

因患者个子矮小，有一定思想压力及负担，应多与患者谈心，加强心理护理，增强治疗疾病的信心。

（二）饮食护理

鼓励患者进食高热量、高蛋白、高维生素饮食，鼓励患者多饮牛奶补充钙质，促进骨骼发育。

（三）活动与休息

鼓励患者加强体育锻炼，促进骨骼发育及身高生长。

（四）试验护理

（1）向患者及家属讲解兴奋试验的过程以及如何配合，指导患者试验前禁食水 8 小时，试验过程中可少量进水，但仍需禁食，建立静脉通道，并遵医嘱给药，监测患者用药后有无恶心、低血糖等症状。如行胰岛素低血糖生长激素刺激试验，需监测血糖，试验过程中应保留静脉通道一条，同时备好 50% 的葡萄糖注射液或升糖速度较快的饮料和食物，以防血糖过低出现危险。行左旋多巴生长激素兴奋试验时，因空腹服用左旋多巴可出现恶心、呕吐，因此应观察患者胃肠道反应，如将药物吐出，则应及时通知医师，遵医嘱进行补服药物，以保证试验的准确性。

（2）正确留取血标本送化验检查。

（五）生活护理

因此病患者年龄偏低，对年幼患儿应加强生活护理，注意安全，并按儿科护理常规护理。

（六）用药护理

1. 试验用药

做左旋多巴兴奋试验时需注意有无恶心、呕吐等胃肠道反应，并做好护理。做胰岛素低血糖兴奋试验时遵医嘱用药，同时应密切观察患儿心率、神志、血糖等，观察患者有无出汗等低血糖反应。

2. 生长激素治疗

让患者按时、准确用药，并注意观察用药后身高增长速度。指导患者出院后仍需遵医嘱用药，教会患者监测药效的方法，定期随诊，用药过程中如出现不良反应及时就医。

（七）健康教育

生长激素缺乏症患者一般年龄较小，在治疗期间应指导患者及其家属规律服药，监测身高以及药物不良反应，出院后遵医嘱随诊，饮食方面适量食用含钙量高的食物，但是不可过量，如出现不良症状及时就诊。

（周　围）

第三节 嗜铬细胞瘤

嗜铬细胞瘤是神经嵴起源的嗜铬细胞肿瘤，肿瘤细胞主要合成和分泌大量的儿茶酚胺（CA）。

肿瘤大多来源于肾上腺髓质的嗜铬细胞，其他来源于肾上腺外的嗜铬组织，称为肾上腺外的嗜铬细胞瘤。

嗜铬细胞瘤的发病率较低，在初诊的高血压患者中所占比例为 0.1%~0.5%。各年龄段均可发病，发病高峰为 30~50 岁，男性和女性的发病率基本上相同，儿童少见。80%~90% 的嗜铬细胞瘤是良性的，恶性占 10%~16%。嗜铬细胞瘤偶为遗传性，可为多发性内分泌腺瘤综合征的一部分。家族性嗜铬细胞瘤的发病率不尽相同，为 5%~23%，常累及双侧肾上腺。

一、常见病因

散发型嗜铬细胞瘤的病因仍不清楚，常为单个，80%~85% 的肿瘤位于肾上腺内，右侧略多于左侧，少部分肿瘤位于肾上腺以外的嗜铬组织。家族型嗜铬细胞瘤与遗传有关，常为多发性，也多位于肾上腺内，可累及双侧肾上腺，肾上腺外少见。

二、临床表现

主要表现为高血压和头痛、心悸、多汗三联征，高血压表现为阵发性、持续性或在持续性高血压的基础上有阵发性加重。

少数严重病例表现为嗜铬细胞瘤高血压危象，其特点表现为血压骤升达超警戒水平或高、低血压反复交替发作，血压大幅度波动，时而急剧升高，时而突然下降，甚至出现低血压休克。有的患者在高血压危象时发生脑出血或急性心肌梗死。

其他表现包括：直立性低血压和休克、胸痛、心绞痛，甚至急性心肌梗死，基础代谢率上升，出现不耐热、多汗、体重减轻等表现，血糖升高，精神紧张、焦虑、烦躁，严重者有恐惧感或濒死感。有的患者可出现晕厥、抽搐、症状性癫痫发作等精神及神经症状。

三、治疗

手术切除是嗜铬细胞瘤最终的治疗手段。术前必须进行一段时间（一般为 2 周）的肾上腺能受体阻滞治疗，以抑制过度受刺激的交感神经系统，恢复有效血容量，提高患者的手术耐受力。手术成功的关键是充分的术前准备，术前应常规给予药物治疗。

1. α 肾上腺受体阻滞药

酚苄明（氧苯苄胺）是首选的 α 受体阻滞药。常用于手术前准备，一般应使用 2 周以上。

2. 补充血容量

血压基本控制后，患者可食用高钠饮食，必要时在手术前静脉输注血浆或其他胶体溶液。血容量恢复正常后，发生直立性低血压的频率和程度可明显减轻。

3. 其他降压药

钙通道阻滞药、ACEI 对嗜铬细胞瘤高血压也有一定的降低作用。硝普钠可用于嗜铬细胞瘤高血压危象发作时或手术中血压持续增高时的抢救。

四、护理

1. 护理评估

（1）根据患者的症状和体征评估患者嗜铬细胞瘤疾病情况。

（2）根据高血压程度评估心、脑、肺受累的情况，出现异常立即为患者测血压并记录。

（3）根据全身状况评估耐受手术的程度。

（4）根据患者阵发性高血压发作的诱因，评估发作的强度及频率。

（5）评估患者情绪，判断有无兴奋、激动的心理因素及焦虑程度。

（6）评估患者出汗情况，判断基础代谢情况。

2. 护理要点及措施

（1）心理护理：由于嗜铬细胞瘤分泌大量的激素对机体代谢影响，可引起多系统功能异常，术前需进行多项特殊检查和充分的术前准备，因此应向患者耐心解释疾病相关知识、检查的目的及手术治疗的必要性，以消除其焦躁情绪，减少刺激，避免因过度激动和悲伤而加重病情，使其主动配合治疗和护理。

（2）饮食护理：给予低盐、高蛋白饮食，多食含钾、钙、多种维生素的食物，并发糖尿病患者给予糖尿病饮食，以控制血糖。因患者基础代谢增高，常出汗，消耗大，应鼓励患者多饮水。

（3）活动护理：患者可因精神刺激、身体活动、肿瘤被挤压而出现发作性高血压，因此应限制患者活动范围，勿远离病房，防止跌倒，加强防护措施。针对诱因，采取措施减少高血压发作，并随时做好发作时的抢救工作。

（4）观察血压、心率变化：应用药物控制血压、心率时，应注意用药前后血压、心率的变化及用药后反应，特别是静脉应用扩血管药物治疗时要随血压变化调整合适的滴速，避免血压骤升骤降，血压控制正常或接近正常 2~4 周，血压稳定方可手术。

（5）预防感染：防止着凉，避免感冒。保持室内空气新鲜，每日开窗通风 2 次，每次 30 分钟。保持床铺清洁，注意患者皮肤卫生。术前一日遵医嘱应用足量抗生素。

3. 健康教育

（1）心理疏导：给患者讲解保持平静心情，避免兴奋、激动的意义。

（2）指导患者学会自我护理：防止外伤，注意卫生，预防感染。防止着凉，预防感冒。尽量避免诱发因素，如突然的体位变化、取重物、咳嗽、情绪激动、挤压腹部等高血压发作诱因。

（3）用药指导：术后需肾上腺皮质激素替代治疗者应坚持服药，在肾上腺功能恢复的基础上逐渐减量，切勿自行加减药量。术后血压仍较高者，需服用降压药治疗，定时测量血压，根据血压调整药量，勿自行加减药量或停药。

（4）定期复查：术后 2 周复查血、尿内邻苯二酚胺及其代谢产物的含量，观察有无变化。

（姜维娜）

第六章

妇科疾病护理

第一节 外阴炎

一、外阴炎

（一）概述

外阴部皮肤或前庭部黏膜发炎，称为外阴炎。由于外阴部位暴露于外，又与尿道、肛门、阴道邻近，因此外阴较易发生炎症。外阴炎可发生于任何年龄的女性，多发生于大、小阴唇。外阴炎以非特异性外阴炎多见。

（二）病因

（1）外阴与尿道、肛门邻近，经常受到经血、阴道分泌物、尿液、粪便的刺激，若不注意皮肤清洁易引起外阴炎。

（2）糖尿病患者糖尿的刺激、粪瘘患者粪便的刺激以及尿瘘患者尿液的长期浸渍等。

（3）穿紧身化纤内裤，导致局部通透性差，局部潮湿以及经期使用卫生巾的刺激，均可引起非特异性外阴炎。

（4）营养不良可使皮肤抵抗力低下，易受细菌的侵袭，也可发生本病。

（三）护理评估

1. 健康史

重点评估患者年龄；平时卫生习惯；内裤材质及松紧度；是否应用抗生素及雌激素治疗；是否患有糖尿病、老年性疾病或慢性病等；育龄妇女应了解其采用的避孕措施及此次疾病症状等。

2. 临床表现

外阴皮肤瘙痒、疼痛、烧灼感，于活动、性交、排尿、排便时加重。检查见局部充血、肿胀、糜烂，常有抓痕，严重者形成溃疡或湿疹。慢性炎症可使皮肤增厚、粗糙、皲裂，甚至苔藓样变。严重时腹股沟淋巴结肿大且有压痛，体温升高，白细胞数量增多。糖尿病性外阴炎常表现为皮肤变厚，色红或呈棕色，有抓痕，因为尿糖是良好的培养基而常并发假丝酵母菌感染。幼儿性外阴炎还可发生两侧小阴唇黏连，覆盖阴道口甚至尿道口。

3. 辅助检查

取外阴处分泌物做细菌培养，寻找致病菌。

4. 心理—社会评估

评估出现外阴瘙痒症状后对患者生活有无影响，以及影响程度。患者就医的情况，以及是否为此产生心理负担。

5. 治疗

（1）病因治疗：积极寻找病因，若发现糖尿病应积极治疗，若有尿瘘、粪瘘，应及时行修补术。

（2）局部治疗：可用 1：5 000 高锰酸钾液坐浴，每日 2 次，每次 15~20 分钟。若有破溃涂抗生素软膏或局部涂擦 40% 紫草油。此外，可选用中药苦参、蛇床子、白鲜皮、土茯苓、黄柏各 15 g，川椒 6 g，水煎熏洗外阴部，每日 1~2 次。急性期可选用微波或红外线局部物理治疗。

（四）护理诊断和医护合作性问题

1. 皮肤黏膜完整性受损

与炎症引起的外阴皮肤黏膜充血、破损有关。

2. 舒适的改变

与皮肤瘙痒、烧灼感有关。

3. 知识缺乏

缺乏外阴炎的相关知识。

（五）计划与实施

1. 预期目标

（1）患者能正确使用药物，避免皮肤抓伤，皮损范围不增大。

（2）症状在最短时间内解除或减轻，舒适感增强。

（3）患者了解疾病有关的知识及防护措施。

2. 护理措施

（1）告知患者坐浴的方法，取高锰酸钾放入清洁容器内加温开水配成 1：5 000 的溶液，配制好的溶液呈淡玫瑰红色。每次坐浴 20 分钟，每日 2 次。坐浴时，整个会阴部应全部浸入溶液中，月经期间停止坐浴。

（2）应积极协助医师寻找病因，进行外阴分泌物检查，必要时进行血糖或尿糖检查。

（3）指导患者遵医嘱正确使用药物，将剂量、使用方法向患者解释清楚。

（4）告知患者按医师要求进行复诊，治疗期间如出现新的症状或症状加重应及时就诊。

3. 健康教育

（1）保持外阴部清洁干燥，严禁穿化纤及过紧内裤，穿纯棉内裤并每日更换。

（2）做好经期、孕期、分娩期及产褥期卫生护理。发现过敏性用物后立即停止使用。

（3）饮食注意勿饮酒及食用辛辣食物，增加新鲜蔬菜和水果的摄入。

（4）严禁搔抓局部，勿用热水烫洗和用刺激性药物或肥皂擦洗外阴。

（5）配制高锰酸钾溶液时，浓度不可过高，防止灼伤局部皮肤。

（六）护理评价

患者在治疗期间能够按医嘱使用药物，症状减轻。患者了解外阴炎相关知识及防护措施。

二、前庭大腺炎

（一）概述

前庭大腺炎是病原体侵入前庭大腺引起的炎症，包括前庭大腺脓肿和前庭大腺囊肿。前庭大腺位于两侧大阴唇后 1/3 深部，腺管开口于处女膜与小阴唇之间。因解剖部位的特点，在性交、分娩等污染外阴部时，病原体容易侵入而引起前庭大腺炎。此病多见于育龄妇女，幼女及绝经后妇女较少见。

（二）病因

主要病原体为内源性及性传播疾病的病原体。内源性病原体有葡萄球菌、大肠埃希菌、链球菌、肠球菌等。性传播疾病的病原体常见的是淋病奈瑟菌及沙眼衣原体。

急性炎症发作时，病原体首先侵犯腺管，腺管呈急性化脓性炎症，腺管开口往往因肿胀或渗出物凝聚而阻塞，脓液不能外流、积存而形成脓肿，称前庭大腺脓肿。在急性炎症消退后腺管堵塞，分泌物不能排出，脓液逐渐转为清液而形成囊肿或由于慢性炎症使腺管堵塞或狭窄，分泌物不能排出或排出不畅，也可形成囊肿。

（三）护理评估

1. 健康史

重点评估患者年龄，平时卫生习惯，近期是否有流产、分娩等特殊情况，育龄妇女应了解其性生活情况，有无不洁性生活史。

2. 临床表现

炎症多发生于一侧，初起时局部肿胀、疼痛、灼热感，行走不便，有时会致大小便困难。检查见局部皮肤红肿、发热、压痛明显。若为淋病奈瑟菌感染，挤压局部可流出稀薄、淡黄色脓汁。当脓肿形成时，可触及波动感，脓肿直径可达 5~6 cm，患者出现发热等全身症状。当脓肿内压力增大时，表面皮肤变薄，脓肿自行破溃，若破孔大，可自行引流，炎症较快消退而痊愈，若破孔小，引流不畅，则炎症持续不消退，并可反复急性发作。慢性期囊肿形成时，患者有外阴部坠胀感，偶有性交不适。检查时局部可触及囊性肿物，常为单侧，大小不等，无压痛。囊肿可存在数年而无症状，有时可反复急性发作。

3. 辅助检查

可取前庭大腺开口处分泌物作细菌培养，确定病原体。

4. 心理—社会评估

评估症状出现后对患者生活影响的程度，评估患者就医的情况及有无因害怕疼痛和害羞的心理而使自己的疾病未能得到及时治疗及对疾病的治愈是否有信心等。对性传播疾病的病原体感染的患者，应通过与其交谈、接触了解其心理状态，帮助患者积极就医并采取正确的治疗措施。

5. 治疗

根据病原体选用口服或肌内注射抗生素。在获得培养结果前应使用广谱抗生素治疗。此外，可选用清热、解毒的中药，如蒲公英、紫花地丁、金银花、连翘等，局部热敷或坐浴。脓肿形成后可切开引流并作造口术。单纯切开引流只能暂时缓解症状，切口闭合后，仍可形成囊肿或反复感染，故应行造口术。

（四）护理诊断和医护合作性问题

1. 舒适的改变

与局部皮肤肿胀、疼痛有关。

2. 焦虑

与疾病反复发作有关。

3. 体温升高

与脓肿形成有关。

4. 知识缺乏

缺乏前庭大腺炎的相关知识。

（五）计划与实施

1. 预期目标

（1）患者在最短时间内解除或减轻症状，舒适感增强。

（2）患者紧张焦虑的心情恢复平静。

（3）患者及时接受治疗，体温恢复正常。

（4）患者了解前庭大腺炎的相关知识并掌握预防措施。

2. 护理措施

（1）急性炎症发作时，患者需卧床休息，保持外阴部清洁。

（2）局部热敷或用 1 ∶ 5 000 高锰酸钾溶液坐浴，每日 2 次。

（3）遵医嘱正确使用抗生素。

（4）引流造口的护理。术前护理人员应备好引流条，术后应局部保持清洁，患者最好取半卧位，以利于引流。每日用 1 ∶ 40 络合碘棉球擦洗外阴 2 次，并更换引流条，直至伤口愈合。以后继续用 1 ∶ 5 000 高锰酸钾溶液坐浴，每日 2 次。

3. 健康教育

注意个人卫生，尤其是经期卫生。勤洗澡、勤换内裤，外阴处出现局部红、肿、热、痛时及时就诊，以免延误病情。

（六）护理评价

患者接受治疗后，舒适感增加，症状减轻。患者能够了解前庭大腺炎的相关知识并掌握预防措施，焦虑感减轻，并能保持良好的卫生习惯，主动实施促进健康的行为。

（康慧聪）

第二节　阴道炎

一、滴虫阴道炎

（一）概述

滴虫阴道炎是由阴道毛滴虫感染而引起的阴道炎症，是临床上常见的阴道炎。

（二）病因

阴道毛滴虫适宜在温度为 25~40 ℃、pH 为 5.2~6.6 的潮湿环境中生长，在 pH 5 以下或 7.5 以上的环境中不能生长。滴虫的生活史简单，只有滋养体而无包囊期，滋养体活力较强，能在 3~5 ℃的环境中生存 21 日；在 46 ℃时生存 20~60 分钟；在半干燥环境中约生存 10 小时；在普通肥皂水中也能生存 45~120 分钟。阴道毛滴虫呈梨形，后端尖，大小为多核白细胞的 2~3 倍。虫体顶端有 4 根鞭毛，体部有波动膜，后端有轴柱凸出。活的滴虫透明无色，呈水滴状，鞭毛随波动膜的波动而摆动。

滴虫有嗜血及耐碱的特性。隐藏在腺体及阴道皱襞中的滴虫，在月经前、后，阴道 pH 发生变化时得以繁殖，引起炎症的发作。阴道毛滴虫能消耗或吞噬阴道上皮细胞内的糖原，阻碍乳酸生成，使阴道内 pH 升高。滴虫不仅寄生于阴道，还常侵入尿道或尿道旁腺，甚至膀胱、肾盂以及男性的包皮皱褶、尿道或前列腺中。

临床上，滴虫阴道炎往往与其他阴道炎并存，多合并细菌性阴道病。

（三）发病机制与传染方式

1. 发病机制

滴虫主要是通过其表面的凝集素及半胱氨酸蛋白酶黏附于阴道上皮细胞，进而经阿米巴样运动的机械损伤以及分泌物的蛋白水解酶、蛋白溶解酶的细胞毒作用，共同损伤上皮细胞，并诱导炎症介质的产生，最后导致上皮细胞溶解、脱落，局部炎症发生。

2. 传染方式

（1）经性交直接传播，与女性患者有一次非保护性交后，约 70%男性发生感染，通过性交男性传给女性的概率更高。由于男性感染后常无症状，因此易成为感染源。

（2）经公共浴池、浴盆、浴巾、游泳池、坐式便器、衣物等间接传播。

（3）医源性传播，通过污染的器械及敷料传播。

（四）护理评估

1. 健康史

询问患者的年龄，可能的发病原因；了解患者个人卫生及月经期卫生保健情况，以及症状与月经的关系；了解其性伴侣有无滴虫感染，发病前是否到公共浴池或游泳池等。

2. 临床表现

（1）潜伏期：4~28 日。

（2）症状：有 25%~50%患者在感染初期无症状，其中 1/3 在感染 6 个月内出现症状，症状的轻重取决于局部免疫因素、滴虫数量多少及毒力强弱。滴虫阴道炎的主要症状是阴道分泌物增加及外阴瘙痒，分泌物为稀薄的泡沫状，黄绿色，有臭味。瘙痒部位主要为阴道口及外阴，间或有灼热、疼痛、性交痛等。若尿道口有感染，可有尿频、尿痛，有时可见血尿。阴道毛滴虫能吞噬精子，并能阻碍乳酸生成，影响精子在阴道内存活，可致不孕。

（3）体征：检查时见阴道黏膜充血，严重者有散在出血斑点，甚至宫颈有出血点，形成"草莓样"宫颈。阴道后穹隆有大量白带，呈灰黄色、黄白色稀薄液体或黄绿色脓性分泌物，常呈泡沫状。带虫者阴道黏膜常无异常改变。

3. 辅助检查

在阴道分泌物中找到滴虫即可确诊。生理盐水悬滴法是进行阴道毛滴虫检查最简便的方法。具体方法是：在载玻片上加温生理盐水 1 小滴，于阴道后穹隆处取少许分泌物混于生理盐水中，立即在低倍光镜下寻找滴虫。显微镜下可见到波状运动的滴虫及增多的白细胞被推移。此方法敏感性为60%~70%。对可疑但多次未能发现滴虫的患者，可取阴道分泌物进行培养，其准确率可达98%。取阴道分泌物送检时应注意及时和保暖，并且在取分泌物前24~48小时避免性交、阴道灌洗及局部用药，取分泌物时注意不要使用润滑剂等。

目前，检查阴道毛滴虫还可用聚合酶链反应，其敏感性为90%，特异性为99.8%。

4. 社会—心理评估

评估患者的心理状况，了解患者是否因害羞不愿到医院就诊。同时评估影响治疗效果的心理压力和反复发作造成的苦恼，以及家属对患者的理解和配合。

5. 治疗

由于阴道毛滴虫可同时感染尿道、尿道旁腺、前庭大腺，因此，滴虫阴道炎患者需要全身用药，主要治疗的药物为甲硝唑和替硝唑。

（1）全身用药方法：初次治疗可单次口服甲硝唑2 g或替硝唑2 g。也可选用甲硝唑400 mg，每日2次，7日为一疗程或用替硝唑500 mg，每日2次，7日为一疗程。女性患者口服药物治疗治愈率为82%~89%，若性伴侣同时治疗，治愈率可达95%。患者服药后偶见胃肠道反应，如食欲减退、恶心、呕吐。此外，偶见头痛、皮疹、白细胞数量减少等，一旦发现应停药。

（2）局部用药：不能耐受口服药物治疗的患者可以选用阴道局部用药。但单独阴道用药的效果不如全身用药好。局部可选用甲硝唑阴道泡腾片200 mg，每晚1次，连用7日。局部用药的有效率低于50%。局部用药前，可先用1%乳酸液或0.1%~0.5%醋酸液冲洗阴道，改善阴道内环境，以提高疗效。

（五）护理诊断和医护合作性问题

1. 舒适的改变

与阴部瘙痒及白带增多有关。

2. 自我形象紊乱

与阴道分泌物异味有关。

3. 排尿异常

与尿道口感染有关。

4. 性生活形态改变

与炎症引起性交痛，治疗期间禁止性生活有关。

（六）计划与实施

1. 预期目标

（1）患者在最短时间内解除或减轻症状，舒适感增强。

（2）经过积极治疗和护理，患者阴道分泌物增多及有异味的症状减轻。

（3）患者能积极配合治疗，相应症状得到缓解。

（4）患者了解治疗期间禁止性生活的重要性。

2. 护理措施

（1）指导患者注意个人卫生，保持外阴部清洁、干燥，尽量避免搔抓外阴部，以免局部皮肤损伤而加重症状。

（2）向患者讲解易感因素和传播途径，特别是要到正规的浴池和游泳池等场所活动。

（3）服用甲硝唑或替硝唑期间及停药 24 小时内要禁酒，因药物与乙醇结合可出现皮肤潮红、呕吐、腹痛、腹泻等反应。甲硝唑能通过乳汁排泄，因此，哺乳妇女用药期间及用药后 24 小时内不能哺乳。

（4）性伴侣治疗：滴虫阴道炎主要是由性交传播，性伴侣应同时治疗，治疗期间禁止性生活。

（5）观察用药反应：患者口服甲硝唑后如出现食欲减退、恶心、呕吐，以及头痛、皮疹、白细胞数量减少等，应及时告知医师并停药。

（6）留取阴道分泌物送检时，应注意及时和保暖。告知患者在取分泌物前 24~48 小时避免性交、阴道灌洗及局部用药，取分泌物时注意不要使用润滑剂等。

3. 健康教育

（1）预防措施：作好卫生宣传，积极开展普查普治工作，消灭传染源。严格管理制度，应禁止滴虫阴道炎患者或带虫者进入游泳池。浴盆、浴巾等用具应消毒。医疗单位必须做好消毒隔离，防止交叉感染。

（2）治疗中注意事项：患病期间应每日更换内裤，内裤及洗涤用毛巾应用开水煮沸消毒 5~10 分钟，以消灭病原体。洗浴用具应注意专人使用，以免交叉感染。

（3）随访：部分滴虫阴道炎治疗后可发生再次感染或与月经后复发，治疗后应随访到症状消失。告知患者如治疗 7 日后症状仍持续存在应及时复诊。

（4）治愈标准：滴虫阴道炎常于月经后复发，应向患者解释检查治疗的重要性，防止复发。复查阴道分泌物时，应选择在月经干净后来院复诊。若经 3 次检查阴道分泌物为阴性，则为治愈。

（七）护理评价

患者了解滴虫阴道炎的相关知识及预防措施。治疗期间能够按医生的方案坚持用药，并按时复诊，使疾病得到彻底治愈。

二、外阴阴道假丝酵母菌病

（一）概述

外阴阴道假丝酵母菌病（VVC）由假丝酵母菌引起的一种常见的外阴阴道炎，曾被称为外阴阴道念珠菌病。外阴阴道假丝酵母菌病发病率较高，据资料显示，约 75% 的妇女一生中至少患过一次 VVC，其中 40%~50% 的妇女经历过一次复发。

（二）病因

引起外阴阴道假丝酵母菌病的病原体 80%~90% 为白假丝酵母菌，10%~20% 为光滑假丝酵母菌、近平滑假丝酵母菌及热带假丝酵母菌等。该菌对热的抵抗力不强，加热至 60 ℃ 1 小时即可死亡，但对干燥、日光、紫外线及化学制剂有较强的抵抗力。酸性环境适宜假丝酵母菌的生长，有假丝酵母菌感的阴道 pH 多在 4.0~4.7，通常<4.5。

白假丝酵母菌为条件致病菌，10%~20% 的非孕妇女及 30% 孕妇阴道中有此菌寄生，但菌量很少，并不引起症状。但当全身及阴道局部免疫力下降，尤其是局部免疫力下降时，病原体大量繁殖而引发阴道炎。常见的诱发因素有妊娠、糖尿病、大量应用免疫抑制剂及广谱抗生素。妊娠时机体免疫力下降，雌激素水平高，阴道组织内糖原增加，酸度增高，有利于假丝酵母菌生长。此外，雌激素可与假丝酵母菌表面的激素受体结合，促进阴道黏附及假菌丝形成。糖尿病患者机体免疫力下降，阴道内糖原增加，适合假丝酵母菌繁殖。大量应用免疫抑制剂使机体抵抗力降低。长期应用广谱抗生素，改变了阴道内病原体的平衡，尤其是抑制了乳杆菌的生长。其他诱因有胃肠道假丝酵母菌、含高剂量雌激素的避孕药，另外，穿紧身化纤内裤及肥胖会使会阴局部温度及湿度增加，假丝酵母菌易于繁殖而引起感染发生。

（三）发病机制与传染方式

1. 发病机制

假丝酵母菌在阴道内寄居以致形成炎症，要经过黏附、形成菌丝、释放侵袭性酶类等过程。假丝酵母菌通过菌体表面的糖蛋白与阴道宿主细胞的糖蛋白受体结合，黏附宿主细胞，然后菌体出芽形成芽管和假菌丝，菌丝可穿透阴道鳞状上皮吸收营养，假丝酵母菌进而大量繁殖。假丝酵母菌生长过程中，分泌多种蛋白水解酶并可激活补体旁路途径，产生补体趋化因子和过敏毒素，导致局部血管扩张、通透性增强和发生炎性反应。

2. 传染方式

（1）内源性传染，假丝酵母菌除寄生阴道外，还可寄生于人的口腔、肠道，这3个部位的念珠菌可互相传染，当局部环境条件适合时易发病。

（2）性交传染，少部分患者可通过性交直接传染。

（3）间接传染，极少数患者是接触感染的衣物间接传染。

（四）护理评估

1. 健康史

评估患者有无诱发因素存在，如妊娠、糖尿病、长期应用激素或抗生素或免疫抑制剂等情况，以及发病后的治疗情况，是否为初次发病。

2. 临床表现

主要表现为外阴瘙痒、灼痛，严重时坐卧不宁，异常痛苦，还可伴有尿频、尿痛及性交痛。急性期白带增多，白带特征是白色稠厚呈凝乳或豆渣样。检查见外阴抓痕，小阴唇内侧及阴道黏膜附有白色膜状物，擦除后露出红肿黏膜面，急性期还可能见到糜烂及浅表溃疡。

由于患者的流行情况、临床表现轻重不一，感染的假丝酵母菌菌株、宿主情况不同，对治疗的反应有差别。为利于治疗及比较治疗效果，目前将外阴阴道假丝酵母菌病根据宿主情况、发生频率、临床表现及真菌种类不同分为单纯性外阴阴道假丝酵母菌病和复杂性外阴阴道假丝酵母菌病。具体分类方法如表6-1。

表6-1 外阴阴道假丝酵母菌病的临床分类

项目	单纯性VVC	复杂性VVC
发生频率	散发或非经常发生	复发性
临床表现	轻到中度	重度
真菌种类	白假丝酵母菌	非白假丝酵母菌
宿主情况	免疫功能正常	免疫力低下或应用免疫抑制剂或糖尿病、妊娠

3. 辅助检查

（1）悬滴法检查：将10%氢氧化钾或生理盐水1滴滴于玻片上，取少许阴道分泌物混于其中，混匀后在显微镜下寻找孢子和假菌丝。由于 10% 氢氧化钾可溶解其他细胞成分，假丝酵母菌检出率高于生理盐水，阳性率为 70%~80%。

（2）培养法检查：若有症状而多次悬滴法检查均为阴性，可用培养法。将阴道分泌物少许放入培养管内培养，结果（+）确诊。

（3）pH 测定：若 pH<4.5，可能为单纯性假丝酵母菌感染，若 pH>4.5，并且涂片中有大量白细胞，可能存在混合感染。

4. 心理—社会评估

外阴阴道假丝酵母菌病患者由于自觉症状较重，严重影响其日常生活和学习，特别是影响患者入睡，多会出现焦虑和烦躁情绪，因此，护理人员应着重评估患者的心理反应，了解其对于疾病和治疗有无顾虑，特别是需停用激素和抗生素的患者要做好解释工作，以便积极配合治疗。

5. 治疗

（1）消除诱因：若有糖尿病应积极治疗；及时停用广谱抗生素、雌激素、类固醇激素。

（2）局部用药：单纯性 VVC 可选用以下药物进行局部治疗。①咪康唑栓剂，每晚 1 粒（200 mg），连用 7 日或每晚 1 粒（400 mg），连用 3 日。②克霉唑栓剂或片剂，每晚 1 粒（150 mg）或 1 片（250 mg），连用 7 日或每日早晚各 1 粒（150 mg），连用 3 日或 1 粒（500 mg），单次用药。③制霉菌素栓剂，每晚 1 粒（10 万 U），连用 10~14 日。复杂性 VVC 局部用药选择与单纯性 VVC 基本相同，均可适当延长治疗时间。

（3）全身用药：单纯性 VVC 也可选用口服药物。①伊曲康唑每次 200 mg，每日 1 次口服，连用 3~5 日或用 1 日疗法，口服 400 mg，分两次服用。②氟康唑 150 mg，顿服。复杂性 VVC 全身用药选择与单纯性 VVC 基本相同，均可适当延长治疗时间。

（4）复发性 VVC 的治疗：外阴阴道假丝酵母菌病治疗后容易在月经前复发，故治疗后应在月经前复查白带。VVC 治疗后 5%~10% 复发。对复发病例应检查原因，如是否有糖尿病，应用抗生素、雌激素或类固醇激素，穿紧身化纤内裤，局部药物刺激等，消除诱因。性伴侣应进行假丝酵母菌的检查及治疗。由于肠道及阴道深层假丝酵母菌是重复感染的重要来源，抗真菌剂以全身用药为主，可适当加大抗真菌剂的剂量及延长用药时间。

（五）护理诊断及医护合作性问题

1. 睡眠形态改变

与阴部奇痒、烧灼痛有关。

2. 焦虑

与疾病反复发作有关。

3. 知识缺乏

缺乏 VCC 的相关知识。

4. 皮肤、黏膜完整性受损

与炎症引起的阴道黏膜充血、破损有关。

（六）计划与实施

1. 护理目标

（1）患者在最短时间内解除或减轻症状，睡眠恢复正常。

（2）患者紧张、焦虑的心情恢复平静。

（3）患者能够掌握有关外阴阴道假丝酵母菌病的防护措施。

（4）患者能正确使用药物，皮肤破损范围不增大。

2. 护理措施

（1）心理护理：VVC 患者多数有焦虑及烦躁心理，护理人员应耐心倾听其主诉，并安慰患者，向其讲清该病的治疗效果及效果显现时间，使其焦虑、烦躁情绪得到缓解和释放。还应告知患者按医师的用药和方案坚持治疗和按时复诊，不要随意中断，以免影响疗效。

（2）局部用药指导：局部用药前可用 2%~4% 碳酸氢钠液冲洗阴道，改变阴道酸碱度，不利于假丝酵母菌生长，可提高疗效。阴道上药时要尽量将药物放入阴道深处。

（3）保持外阴清洁和干燥，分泌物多时应勤换内裤，用过的内裤、水盆及毛巾应用开水烫洗或煮沸消毒 5~10 分钟。

3. 健康教育

（1）注意个人卫生，勤换内裤，用过的内裤、水盆及毛巾均应用开水烫洗，尽量不穿紧身及化纤材质内衣裤。

（2）讲解外阴阴道假丝酵母菌病的易感因素，强调外阴清洁的重要性，洗浴卫生用品专人使用，避免交叉感染，特别注意妊娠期和月经期卫生，出现外阴瘙痒等症状及时就医。

（3）尽量避免长时间应用广谱抗生素，如有糖尿病应及时、积极治疗。

（4）患病及治疗期间应注意休息，避免过度劳累。饮食上增加新鲜蔬菜和水果的摄入，禁食辛辣食物及饮酒。

（七）护理评价

患者了解外阴阴道假丝酵母菌病的相关知识及预防措施。治疗期间能够遵医嘱坚持用药，并按时复诊，使疾病得到彻底治愈。随着病情的恢复，患者焦虑及烦躁心理得到缓解。

三、细菌性阴道病

（一）概述

细菌性阴道病是阴道内正常菌群失调所致的一种混合感染。曾被命名为嗜血杆菌阴道炎、加德纳菌阴道炎、非特异性阴道炎、棒状杆菌阴道炎，目前被命名为细菌性阴道病。细菌性阴道病是临床及病理特征无炎症改变的阴道炎。

（二）病因

细菌性阴道病非单一致病菌所引起，而是多种致病菌共同作用的结果。

（三）病理生理

生理情况下，阴道内有各种厌氧菌及需氧菌，其中以产生过氧化氢的乳杆菌占优势。细菌性阴道病时，阴道内乳杆菌减少而其他细菌大量繁殖，主要有加德纳菌、动弯杆菌、类杆菌、消化链球菌及其他厌氧菌，部分患者合并人型支原体感染。厌氧菌的浓度可以是正常妇女的 100~1 000 倍。厌氧菌繁殖的代谢产物使阴道分泌物的生化成分发生相应改变，pH 升高，胺类物质、有机酸和一些酶类增加。胺类物质可使阴道分泌物增多并有臭味。酶和有机酸可破坏宿主的防御机制而引起炎症。

（四）护理评估

1. 健康史

了解患者阴道分泌物的形状，分泌物量是否增多和有臭味。

2. 临床表现

细菌性阴道病多发生在性活跃期妇女。10%~40%患者无临床症状，有症状者主要表现为阴道分泌物增多，有鱼腥臭味，于性交后加重。可伴有轻度外阴瘙痒或烧灼感。分泌物呈灰白色，均匀一致、稀薄，常黏附在阴道壁，其黏稠度低，容易将分泌物从阴道壁拭去。阴道黏膜无充血等炎症表现。

3. 辅助检查

细菌性阴道病临床诊断标准为下列检查中有 3 项阳性。

（1）阴道分泌物为匀质、稀薄、灰白色。

（2）阴道 pH>4.5，阴道分泌物 pH 通常为 4.7~5.7，多为 5.0~5.5。

（3）胺臭味试验阳性：取阴道分泌物少许放在玻片上，加入 10%氢氧化钾 1~2 滴，产生一种烂鱼肉样腥臭气味即为阳性。

（4）线索细胞阳性：取少许阴道分泌物放在玻片上，加一滴生理盐水混合，置于高倍显微镜下寻找线索细胞。线索细胞即阴道脱落的表层细胞，于细胞边缘黏附大量颗粒状物即各种厌氧菌，尤其是加德纳菌，细胞边缘不清。严重病例，线索细胞可达 20%以上，几乎无白细胞。

（5）可参考革兰染色的诊断标准，其标准为每个高倍光镜下，形态典型的乳杆菌≤5，两种或两种以上其他形态细菌（小的革兰阴性杆菌、弧形杆菌或阳性球菌）≥6。

4. 心理—社会评估

了解患者对自身疾病的心理反应。一般情况下，患者会因为阴道分泌物的异味而难为情，有一定的心理负担。

5. 治疗

细菌性阴道病多选用抗厌氧菌药物，主要有甲硝唑、克林霉素。甲硝唑抑制厌氧菌生长，而不影响乳杆菌生长，是较理想的治疗药物，但对支原体效果差。

（1）全身用药：口服甲硝唑 400 mg，每日 2~3 次，共 7 日或单次口服甲硝唑 2 g，必要时 24~48 小时重复给药 1 次。甲硝唑单次口服效果不如连服 7 日效果好。也可选用口服克林霉素 300 mg，每日 2 次，连服 7 日。

（2）局部用药：阴道用甲硝唑泡腾片 200 mg，每晚 1 次，连用 7~14 日。2%克林霉素软膏涂阴道，每晚 1 次，每次 5 g，连用 7 日。局部用药与全身用药效果相似，治愈率可达 80%。

（五）护理诊断和医护合作性问题

1. 自我形象紊乱

与阴道分泌物异味有关。

2. 知识缺乏

缺乏细菌性阴道病的相关知识。

（六）计划与实施

1. 护理目标

（1）帮助患者建立治疗信心，积极接受治疗，使症状及早缓解。

（2）患者能够掌握有关生殖系统炎症的防护措施。

2. 护理措施

（1）心理护理：向患者解释异味产生的原因，告知患者坚持用药和治疗，症状会缓解，使患者心理负担减轻。

（2）用药指导：向患者讲清口服药的用法、用量，阴道用药的方法及注意事项。

（3）协助医师进行阴道分泌物取材，注意取材时应取阴道侧壁的分泌物，不应取宫颈管或后穹隆处分泌物。

（4）阴道局部可用1%乳酸溶液或0.5%醋酸溶液冲洗，改善阴道内环境，以提高疗效。

3. 健康教育

（1）注意个人卫生，勤换内裤。平时尽量不穿紧身及化纤材质内衣裤。清洁会阴部用品要专人专用，避免交叉感染。

（2）阴道用药方法，阴道用药最好选在晚上睡前，先清洗会阴部，然后按医嘱放置药物，药物最好放置在阴道深部，可保证疗效。

（七）护理评价

患者阴道分泌物减少，异味消除，并了解细菌性阴道病的相关知识，掌握全身及局部用药方法。

四、萎缩性阴道炎

（一）概述

萎缩性阴道炎常见于自然绝经及卵巢去势后妇女，也可见于产后闭经或药物假绝经治疗的妇女。因卵巢功能衰退，雌激素水平降低，阴道壁萎缩，黏膜变薄，上皮细胞内糖原含量减少，阴道内pH增高，局部抵抗力降低，致病菌容易入侵繁殖引起炎症。

（二）护理评估

1. 健康史

了解患者的年龄，是否已经绝经，是否有卵巢手术史、盆腔放疗史或药物性闭经史，近期身体状况，有无其他慢性疾病等。

2. 临床表现

主要症状为阴道分泌物增多及外阴瘙痒、灼热感。阴道分泌物稀薄，呈淡黄色，严重者呈血样脓性白带，患者有性交痛。

阴道检查见阴道呈萎缩性改变，上皮萎缩、菲薄，皱襞消失，阴道黏膜充血，有小出血点，有时见浅表溃疡。若溃疡面与对侧黏连，阴道检查时黏连可被分开而引起出血，黏连严重时可造成阴道狭窄甚至闭锁，炎症分泌物引流不畅可形成阴道积脓或宫腔积脓。

3. 辅助检查

（1）阴道分泌物检查：取阴道分泌物在显微镜下可见大量基底层细胞及白细胞而无滴虫及假丝酵母菌。

（2）宫颈细胞学检查：有血性白带的患者应行宫颈细胞学检查，首先应排除宫颈癌可能。

（3）分段诊刮：有血性分泌物的患者，应根据其情况进行分段诊刮，以排除子宫恶性肿瘤。

4. 心理—社会评估

萎缩性阴道炎患者多数为绝经期妇女，由于绝经期症状已经给患者带来严重的心理负担，患者多表现出严重的负性心理情绪，如烦躁、焦虑、紧张等。护理人员应对患者的各种情绪反应做出准确评估，同时了解家属是否存在不耐烦等不良情绪。

5. 治疗

萎缩性阴道炎的治疗原则是抑制细菌生长及增加阴道抵抗力，常用药物有以下2种。

（1）抑制细菌生长：用1%乳酸液或0.5%醋酸液冲洗阴道，每日1次，可增加阴道酸度，抑制细菌生长繁殖。阴道冲洗后，用甲硝唑200 mg或氧氟沙星100 mg，放于阴道深部，每日1次，7~10日为一疗程。

（2）增加阴道抵抗力：针对病因给予雌激素治疗，可局部用药，也可全身用药。己烯雌酚0.125~0.25 mg，每晚放入阴道深部1次，7日为一疗程或用0.5%己烯雌酚软膏局部涂抹。全身用药，可口服尼尔雌醇，首次4 mg，以后每2~4周服1次，每次2 mg，维持2~3个月。尼尔雌醇是雌三醇的衍生物，剂量小，作用时间长，对子宫内膜影响小，较安全。对应用性激素替代治疗的患者，可口服结合雌激素0.625 mg或戊酸雌二醇1 mg和甲羟孕酮2 mg，每日1次。乳腺癌或子宫内膜癌患者慎用雌激素制剂。

（三）护理诊断和医护合作性问题

1. 皮肤、黏膜完整性受损

与炎症引起的阴道黏膜充血、破损有关。

2. 舒适的改变

与皮肤瘙痒、烧灼感有关。

3. 知识缺乏

缺乏萎缩性阴道炎相关知识。

4. 焦虑

与外阴瘙痒等症状有关。

（四）计划与实施

1. 预期目标

（1）患者能正确使用药物，避免皮肤抓伤，皮损范围不增大。

（2）患者在最短时间内解除或减轻症状，舒适感增强。

（3）患者了解疾病有关的知识及防护措施。

（4）患者焦虑感减轻，能够积极主动配合治疗。

2. 护理措施

（1）心理护理：认真倾听患者对疾病的主诉及其内心感受。耐心向患者讲解有关萎缩性阴道炎的相关知识、治疗方法及效果，帮助其树立治疗信心。同时，与其家属沟通，了解家属的态度与反应，积极做好家属工作，使其能够劝导患者，减轻焦虑及烦躁情绪。

（2）用药指导：嘱患者遵医嘱用药，年龄较大的患者，应教会家属用药，使家属能够监督或协助使用。

3. 健康教育

（1）注意个人卫生，勤换内裤。平时尽量不穿紧身及化纤材质内衣裤。

（2）阴道用药方法，阴道用药最好选在晚上睡前，先清洗会阴部，然后按医嘱放置药物，药物最好放置在阴道深部，以保证疗效。

（五）护理评价

患者阴道分泌物减少，外阴瘙痒症状减轻或消失。患者焦虑、紧张情绪好转，家属能够理解并帮助患者缓解情绪及治疗疾病。

（高文凯）

第三节　宫颈炎

宫颈炎症是妇科最常见的疾病之一，包括宫颈阴道部炎症及宫颈管黏膜炎症。临床上多见的宫颈炎是宫颈管黏膜炎。宫颈炎又分为急性宫颈炎和慢性宫颈炎，临床上以慢性宫颈炎多见。

一、急性宫颈炎

（一）概述

急性宫颈炎是病原体感染宫颈引起的急性炎症，其常与急性子宫内膜炎或急性阴道炎同时发生。

（二）病因

急性宫颈炎主要见于感染性流产、产褥期感染、宫颈损伤或阴道异物并发感染。常见的病原体为葡萄球菌、链球菌、肠球菌等。近年来随着性传播疾病的增加，急性宫颈炎病例也不断增多。病原体主要是淋病奈瑟菌、沙眼衣原体。淋病奈瑟菌及沙眼衣原体均感染宫颈管柱状上皮，沿黏膜面扩散引起浅层感染，病变以宫颈管明显，引起黏液脓性宫颈黏膜炎。除宫颈管柱状上皮外，淋病奈瑟菌还常侵袭尿道移行上皮、尿道旁腺及前庭大腺。沙眼衣原体感染只发生在宫颈管柱状上皮，不感染鳞状上皮，故不引起阴道炎，仅形成急性宫颈炎。葡萄球菌、链球菌更易累及宫颈淋巴管，侵入宫颈间质深部。

（三）病理

肉眼见宫颈红肿，宫颈管黏膜充血、水肿，脓性分泌物可经宫颈外口流出。镜下见血管充血，宫颈黏膜及黏膜下组织、腺体周围大量中性粒细胞浸润，腺体内口可见脓性分泌物。

（四）护理评估

1. 健康史

了解患者近期有无妇科手术史、孕产史及性生活情况，评估患者的身体状况。

2. 临床表现

主要症状为阴道分泌物增多，呈黏液脓性，阴道分泌物的刺激可引起外阴瘙痒和灼热感，伴有腰酸及下腹部坠痛。此外，常有下泌尿道症状，如尿急、尿频、尿痛。沙眼衣原体感染还可出现经量增多、经间期出血、性交后出血等症状。

妇科检查见宫颈充血、水肿，黏膜外翻，有黏液脓性分泌物从宫颈管流出。衣原体性宫颈炎可见宫颈红肿、黏膜外翻、宫颈触痛，且常有接触性出血。淋病奈瑟菌感染还可见到尿道口、阴道口黏膜充血、水肿以及多量脓性分泌物。

3. 辅助检查

宫颈分泌物涂片作革兰染色：先擦去宫颈表面分泌物后，用小棉拭子插入宫颈管内取出，肉眼看到拭子上有黄色或黄绿色黏液脓性分泌物，然后作革兰染色，若光镜下平均每个油镜视野有 10 个以上或每个高倍视野有 30 个以上中性粒细胞为阳性。

急性宫颈炎患者还应进行衣原体及淋病奈瑟菌的检查，包括宫颈分泌物涂片作革兰染色、分泌物培养、酶联免疫吸附试验及核酸检测。

4. 心理—社会评估

急性宫颈炎一般起病急，症状重，患者多会表现出紧张及焦虑的情绪，特别是有不洁性生活史的患者，担心自己患有性传播疾病，严重者可出现恐惧心理。护理人员应仔细评估患者患病后的内心感受，发现其不良情绪进行合理的心理疏导。

5. 治疗

主要针对病原体治疗，应做到及时、足量、规范、彻底治疗，如急性淋病奈瑟菌性宫颈炎，性伴侣需同时治疗。

（1）单纯急性淋菌性宫颈炎应大剂量、单次给药，常用第三代头孢菌素及大观霉素。

（2）衣原体性宫颈炎治疗常用的药物有四环素类、红霉素类及喹诺酮类。

（五）护理诊断和医护合作性问题

1. 舒适的改变

与阴道分泌物增多、腰骶部疼痛及下腹部坠痛有关。

2. 焦虑

与对疾病诊断的担心有关。

3. 排尿形态改变

与炎症刺激产生尿频、尿急、尿痛症状有关。

4. 知识缺乏

缺乏急性宫颈炎病因、治疗及预防等相关知识。

（六）计划与实施

1. 预期目标

（1）经治疗后患者在最短时间内解除或减轻症状，舒适感增强。

（2）患者紧张、焦虑的心情得到缓解。

（3）患者治疗后排尿形态恢复正常。

（4）患者了解急性宫颈炎的病因及治疗方法，掌握预防措施。

2. 护理措施

（1）患者出现症状后及时到医院急诊，使疾病能够得到及时诊断、正确治疗，并指导患者按医嘱使用抗生素。

（2）对症处理：急性期应卧床休息。出现高热患者在遵医嘱用药的同时可给予物理降温，如酒精或温水擦浴，也可用冰袋降温，并定时监测体温、脉搏、血压。有严重腰骶部疼痛的患者可遵医嘱服用镇痛药。有尿道刺激症状者应多饮水，以减轻症状。

（3）心理护理：耐心倾听患者的主诉，了解和评估患者的心理状态。向患者介绍急性宫颈炎的发病原因及引起感染的病原菌，特别是要强调急性宫颈炎的治疗效果和意义，增强患者治疗疾病的信心，鼓励其坚持并严格按医嘱服药。

3. 健康教育

（1）指导患者做好经期、孕期及产褥期的卫生，指导患者保持性生活卫生，以减少和避免性传播疾病。

（2）指导患者定期进行妇科检查，发现宫颈炎症积极予以治疗。

（七）护理评价

患者症状减轻或消失，焦虑、紧张的情绪有所缓解，并随着症状的消失进一步好转并恢复正常。患者了解急性宫颈炎的相关知识，并掌握了预防措施。

二、慢性宫颈炎

（一）概述

慢性宫颈炎多由急性宫颈炎转变而来，常因急性宫颈炎未治疗或治疗不彻底，病原体隐藏于宫颈黏膜内形成慢性炎症。

（二）病因

慢性宫颈炎多由于分娩、流产或手术损伤宫颈后，病原体侵入而引起感染。也有的患者无急性宫颈炎症状，直接发生慢性宫颈炎。慢性宫颈炎的病原体主要为葡萄球菌、链球菌、大肠埃希菌及厌氧菌，其次为性传播疾病的病原体，如淋病奈瑟菌及沙眼衣原体。

目前沙眼衣原体及淋病奈瑟菌感染引起的慢性宫颈炎也日益增多。此外，单纯疱疹病毒也可能与慢性宫颈炎有关。病原体侵入宫颈黏膜，并在此处潜藏，由于宫颈黏膜皱襞多，感染不易彻底清除，往往形成慢性宫颈炎。

（三）病理

慢性宫颈炎根据病理组织形态临床上分为以下 5 种。

1. 宫颈糜烂样改变

以往称为宫颈糜烂，并认为是慢性宫颈炎常见的一种病理改变。随着阴道镜的发展以及对宫颈病理生理认识的提高，宫颈糜烂这一术语在西方国家的妇产科教材中已被废弃。宫颈外口处的宫颈阴道部外观呈细颗粒状的红色区，称宫颈糜烂样改变。糜烂面边界与正常宫颈上皮界限清楚，糜烂面为完整的单层宫颈管柱状上皮所覆盖，由于宫颈管柱状上皮抵抗力低，病原体易侵入发生炎症。在炎症初期，糜烂面仅为单层柱状上皮所覆盖，表面平坦，称单纯性糜烂，随后由于腺上皮过度增生并伴有间质增生，糜烂面凹凸不平呈颗粒状，称颗粒型糜烂。当间质增生显著，表面不平现象更加明显呈乳突状，称乳突型糜烂。幼女或未婚妇女，有时见宫颈呈红色，细颗粒状，形似糜烂，但事实上并无明显炎症，是宫颈管柱状上皮外移所致，不属于病理性宫颈糜烂。

2. 宫颈肥大

由于慢性炎症的长期刺激，宫颈组织充血、水肿，腺体和间质增生，还可能在腺体深部有黏液潴留形成囊肿，使宫颈呈不同程度的肥大，但表面多光滑，有时可见到宫颈腺囊肿突起。由于纤维结缔组织增生，使宫颈硬度增加。

3. 宫颈息肉

宫颈管黏膜增生，局部形成突起病灶称为宫颈息肉。慢性炎症长期刺激使宫颈管局部黏膜增生，子宫有排除异物的倾向，使增生的黏膜逐渐自基底部向宫颈外口突出而形成息肉（图6-1）。息肉为一个或多个不等，直径一般约1 cm，色红，呈舌形，质软而脆，易出血，蒂细长，根部多附着于宫颈管外口，少数在宫颈管壁。光镜下见息肉中心为结缔组织，伴有充血、水肿及炎性细胞浸润，表面覆盖单层高柱状上皮，与宫颈管上皮相同。宫颈息肉极少恶变，恶变率<1%，但临床上应注意子宫恶性肿瘤可呈息肉样突出于宫颈口，应予以鉴别。

4. 宫颈腺囊肿

在宫颈转化区中，鳞状上皮取代柱状上皮过程中，新生的鳞状上皮覆盖宫颈腺管口或伸入腺管，将腺管口阻塞。腺管周围的结缔组织增生或瘢痕形成，压迫腺管，使腺管变窄甚至阻塞，腺体分泌物引流受阻，潴留形成囊肿（图6-2）。检查时见宫颈表面突出多个青白色小囊泡，内含无色黏液。若囊肿感染，则外观呈白色或无组织，宫颈阴道部外观很光滑，仅见宫颈外口有脓性分泌物堵塞，有时宫颈管黏膜增生向外口突出，可见宫颈口充血发红。

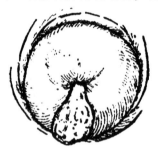

图6-1 宫颈息肉

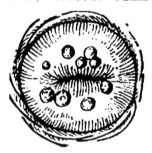

图6-2 宫颈腺囊肿

5. 宫颈黏膜炎

病变局限于宫颈管黏膜及黏膜下组织，宫颈阴道部外观光滑，宫颈外口可见有脓性分泌物，有时宫颈管黏膜增生向外突出，可见宫颈口充血、发红。由于宫颈管黏膜及黏膜下组织充血、水肿、炎性细胞浸润和结缔组织增生，可使宫颈肥大。

（四）护理评估

1. 健康史

了解和评估患者的一般情况、现身体状况、婚姻状况及孕产史。

2. 临床表现

（1）症状及体征：慢性宫颈炎的主要症状是阴道分泌物增多。由于病原体、炎症的范围及程度不同，分泌物的量、性质、颜色及气味也不同。阴道分泌物多呈乳白色黏液状，有时呈淡黄色脓性，伴有息肉形成时易有血性白带或性交后出血。当炎症沿宫骶韧带扩散到盆腔时，可有腰骶部疼痛、盆腔部下腹坠痛等。当炎症涉及膀胱下结缔组织时，可出现尿急、尿频等症状。宫颈黏稠脓性分泌物不利于精子穿过，可造成不孕。

　　妇科检查时可见宫颈有不同程度糜烂、肥大，有时质较硬，有时可见息肉、裂伤、外翻及宫颈腺囊肿。

　　（2）宫颈糜烂的分度：根据糜烂面积大小将宫颈糜烂分为 3 度（图 6-3）。轻度指糜烂面小于整个宫颈面积的 1/3；中度指糜烂面占整个宫颈面积的 1/3~2/3；重度指糜烂面占整个宫颈面积的 2/3 及以上。根据糜烂的深浅程度可分为单纯型、颗粒型和乳突型 3 型。诊断宫颈糜烂应同时表示糜烂的面积和深浅。

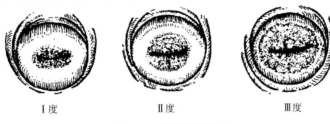

Ⅰ度　　　　　　　　Ⅱ度　　　　　　　　Ⅲ度

图 6-3　宫颈糜烂分度

　　3. 辅助检查

　　（1）淋病奈瑟菌及衣原体检查：用于有性传播疾病的高危患者。

　　（2）宫颈刮片、宫颈管吸片检查：主要用于鉴别宫颈糜烂与宫颈上皮内瘤样病变或早期宫颈癌。

　　（3）阴道镜检查及活体组织检查：当高度怀疑宫颈上皮内瘤样病变或早期宫颈癌时，进行该项检查以明确诊断。

　　4. 心理—社会评估

　　慢性宫颈炎一般药物治疗效果欠佳，且临床症状出现时间较长，症状虽不重但影响患者日常生活和工作，另外慢性宫颈炎还有可能癌变，上述因素使患者思想压力大，易产生烦躁和不安。家属也会因为患者的情绪及病情而产生焦虑和紧张的负性情绪。

　　5. 治疗

　　慢性宫颈炎以局部治疗为主，可采用物理治疗、药物治疗及手术治疗，其中以物理治疗最常用。

　　（1）宫颈糜烂的治疗。

　　1）物理治疗：物理治疗是最常用的有效治疗方法，其原理是以各种物理方法将宫颈糜烂面单层柱状上皮破坏，使其坏死脱落后，为新生的复层鳞状上皮覆盖。创面愈合需 3~4 周，病变较深者需 6~8 周。常用方法有激光治疗、冷冻治疗、红外线凝结治疗及微波治疗等。宫颈物理治疗有出血、宫颈管狭窄、不孕、感染的可能。

　　2）药物治疗：局部药物治疗适用于糜烂面积小和炎症浸润较浅的病例，过去局部涂硝酸银或铬酸腐蚀，现已少用。中药有许多验方、配方，临床应用有一定疗效。如宫颈粉，内含黄矾、金银花各 9 g，五倍子 30 g，甘草 6 g。将药粉洒在棉球上，敷塞于宫颈，24 小时后取出。月经后上药，每周 2 次，4 次为一疗程。已知宫颈糜烂与若干病毒及沙眼衣原体感染有关，也是诱发宫颈癌因素。干扰素是细胞受病毒感染后释放出的免疫物质，为病毒诱导白细胞产生的干扰素。重组人 α2a 干扰素具有抗病毒、抗肿瘤及免疫调节活性，睡前 1 粒塞入阴道深部，贴近宫颈部位，隔日 1 次，7 次为一疗程，可以重复应用。若为宫颈管炎，其宫颈外观光滑，宫颈管内有脓性排液，此处炎症局部用药疗效差，需行全身治疗。取宫颈管分泌物作培养及药敏试验，同时查找淋病奈瑟菌及沙眼衣原体，根据检测结果采用相应的抗感染药物。

（2）宫颈息肉治疗：宫颈息肉一般行息肉摘除术，术后将切除的组织送病理组织学检查。

（3）宫颈管黏膜炎治疗：宫颈管黏膜炎需进行全身治疗，局部治疗效果差。根据宫颈管分泌物培养及药敏试验结果，选用相应的抗生素进行全身抗感染治疗。

（4）宫颈腺囊肿：对小的宫颈腺囊肿，无任何临床症状的可不进行处理，若囊肿较大或合并感染者，可选用微波治疗或用激光治疗。

（五）护理诊断和医护合作性问题

1. 舒适的改变

与阴道分泌物增多、腰骶部疼痛及下腹部坠痛有关。

2. 焦虑

与接触性出血、不孕及该病有癌变可能有关。

3. 有感染的可能

与物理治疗创面有关。

4. 知识缺乏

缺乏慢性宫颈炎治疗、治疗前后注意事项及预防措施等相关知识。

（六）计划与实施

1. 预期目标

（1）患者在最短时间内解除或减轻症状，舒适感增强。

（2）患者紧张、焦虑的心情恢复平静。

（3）物理治疗期间未发生感染。

（4）患者能够了解治疗方法并掌握慢性宫颈炎治疗前后注意事项及预防措施。

2. 护理措施

（1）心理护理：了解患者的心理状态及负面情绪表现程度，并进行心理疏导。帮助患者建立治疗的信心，并能够坚持治疗。同时应与家属沟通，评估家属对患者疾病的态度及看法，帮助其了解该病相关知识，使其能够主动关心和照顾患者。

（2）物理治疗的护理。

1）治疗前护理：治疗前应配合医生做好宫颈刮片检查，有急性生殖器炎症的患者应暂缓此项检查，先进行急性炎症的治疗，物理治疗应选择在月经干净后 3~7 日内进行。

2）治疗后护理：宫颈物理治疗后均有阴道分泌物增加，甚至有大量水样排液，此时患者应保持外阴部清洁，必要时垫会阴垫并及时更换，以防感染发生。一般术后 1~2 周脱痂时有少许出血属正常现象，如患者阴道流血量多于月经量应及时到医院就诊。在创面尚未完全愈合期间（4~8 周）禁盆浴、性交和阴道冲洗，以免发生大出血和感染。治疗后须定期检查，第一次检查时间是术后 2 个月月经干净后，复查内容有观察创面愈合情况及有无颈管狭窄等。

（3）用药指导：向患者解释药物的用法及使用注意事项。

3. 健康教育

（1）预防措施：积极治疗急性宫颈炎。定期作妇科检查，发现宫颈炎症予积极治疗。避免分娩时或器械损伤宫颈。产后发现宫颈裂伤应及时缝合。

（2）物理治疗后，患者应禁性生活和盆浴 2 个月。保持外阴的清洁和干燥，每日用温开水清洗会阴并更换内裤及会阴垫。

（3）患者应遵医嘱定期进行随诊。

（七）护理评价

患者接受护理人员的指导后焦虑、紧张的情绪有所缓解，其家属能够主动关心和帮助患者治疗疾病。物理治疗期间未发生感染，了解了慢性宫颈炎的相关知识，并掌握了物理治疗的注意事项及预防措施。

（路　晶）

第四节　盆腔炎性疾病及其后遗症

一、盆腔炎性疾病

（一）概述

盆腔炎性疾病是指女性上生殖道的一组感染性疾病，主要包括子宫内膜炎、输卵管炎、输卵管卵巢脓肿、盆腔腹膜炎。炎症可局限于一个部位，也可同时累及几个部位，最常见的是输卵管炎及输卵管卵巢炎，单纯的子宫内膜炎或卵巢炎较少见。盆腔炎性疾病大多发生在性活跃期有月经的妇女。初潮前、绝经后或未婚者很少发生盆腔炎性疾病，若发生盆腔炎性疾病也往往是由于邻近器官炎症的扩散。

（二）病因

引起盆腔炎性疾病的病原体有两个来源，即内源性和外源性，两种病原体可单独存在，也可混合感染，临床上通常为混合感染。

1. 内源性病原体

来自原寄居于阴道内的菌群，包括厌氧菌和需氧菌。厌氧菌及需氧菌都可单独感染，但通常是混合感染。常见的为大肠埃希菌、溶血性链球菌、金黄色葡萄球菌、脆弱类杆菌、消化球菌、消化链球菌。

2. 外源性病原体

主要为性传播疾病的病原体，如沙眼衣原体、淋病奈瑟菌、支原体等。

（三）感染途径

1. 经淋巴系统蔓延

细菌经外阴、阴道、宫颈及宫体创伤处的淋巴管侵入盆腔结缔组织及内生殖器其他部分，是产褥感染、流产后感染及放置宫内节育器后感染的主要传播途径，多见于链球菌、大肠埃希菌、厌氧菌引起的感染。

2. 沿生殖器黏膜上行蔓延

病原体侵入外阴、阴道后或阴道内的菌群沿黏膜面经宫颈、子宫内膜、输卵管黏膜蔓延至卵巢及腹腔，是非妊娠期、非产褥期盆腔炎性疾病的主要感染途径。淋病奈瑟菌、沙眼衣原体及葡萄球菌等常沿此途径扩散。

3. 经血循环传播

病原体先侵入人体的其他系统，再经血循环感染生殖器，为结核菌感染的主要途径。

4. 直接蔓延

腹腔其他脏器感染后，直接蔓延到内生殖器，如阑尾炎可引起右侧输卵管炎。

(四) 病理

1. 急性子宫内膜炎及子宫肌炎

子宫内膜充血、水肿，有炎性渗出物，严重者内膜坏死、脱落形成溃疡。镜下见大量白细胞浸润，炎症向深部侵入形成子宫肌炎。

2. 急性输卵管炎、输卵管积脓、输卵管卵巢脓肿

急性输卵管炎主要由化脓菌引起，根据不同的传播途径而有不同的病变特点。病变以输卵管间质炎为主。轻者输卵管仅有轻度充血、肿胀，略增粗；重者输卵管明显增粗、弯曲，纤维素性脓性渗出物多或与周围组织黏连。

若炎症经子宫内膜向上蔓延，首先引起输卵管黏膜炎，输卵管黏膜肿胀，间质水肿、充血及大量中性粒细胞浸润，引起输卵管黏膜黏连，导致输卵管管腔及伞端闭锁，若有脓液积聚于管腔内则形成输卵管积脓。

卵巢很少单独发生炎症，白膜是良好的防御屏障。卵巢常与发生炎症的输卵管伞黏连而发生卵巢周围炎，称输卵管卵巢炎，习称附件炎。炎症可通过卵巢排卵的破孔侵入卵巢实质形成卵巢脓肿，脓肿壁与输卵管积脓黏连并穿通，形成输卵管卵巢脓肿。脓肿多位于子宫后方或子宫、阔韧带后叶及肠管间黏连处，可破入直肠或阴道，若破入腹腔则引起弥漫性腹膜炎。

3. 急性盆腔结缔组织炎

内生殖器急性炎症时或阴道、宫颈有创伤时，病原体经淋巴管进入盆腔结缔组织而引起结缔组织充血、水肿及中性粒细胞浸润，以宫旁结缔组织炎最常见。首先表现为局部增厚、质地较软、边界不清，然后向两侧盆壁呈扇形浸润，若组织化脓则形成盆腔腹膜外脓肿，可自发破入直肠或阴道。

4. 急性盆腔腹膜炎

盆腔内器官发生严重感染时，往往蔓延到盆腔腹膜，发生炎症的腹膜充血、水肿，并有少量含纤维素的渗出液，形成盆腔脏器黏连。当有大量脓性渗出液积聚于黏连的间隙内，可形成散在小脓肿；积聚于直肠子宫陷凹处则形成盆腔脓肿，较多见。脓肿的前方为子宫，后方为直肠，顶部为黏连的肠管及大网膜，脓肿可破入直肠而使症状突然减轻，也可破入腹腔引起弥漫性腹膜炎。

5. 败血症及脓毒血症

当病原体毒性强、数量多，患者抵抗力降低时，常发生败血症。多见于严重的产褥感染、感染流产，近年也有报道放置宫内节育器、输卵管结扎手术损伤器官引起的败血症，若不及时控制，往往很快出现感染性休克，甚至死亡。发生感染后，若身体其他部位发现多处

炎症病灶或脓肿，应考虑有脓毒血症存在，但需经血培养证实。

6. Fitz-Hugh-Curtis 综合征

指肝包膜炎症而无肝实质损害的肝周围炎，淋病奈瑟菌及衣原体感染均可引起，5%~10%输卵管炎可出现此综合征。

（五）护理评估

1. 健康史

评估和了解患者的年龄、职业、近期身体状况等，特别要了解患者有无不洁性生活史，及目前表现出的各种症状。

2. 临床表现

可因炎症轻重及范围大小而有不同的临床表现，轻者无症状或症状轻微。

（1）症状。

1）常见症状：盆腔炎性疾病常见症状包括下腹痛、发热、阴道分泌物增加。月经期发病可出现月经量增加，经期延长。

2）下腹痛：腹痛为持续性，活动后或性交后加重。

3）重症症状：病情严重的可有寒战、高热、头痛、食欲缺乏。

4）其他：若出现腹膜炎，可有消化系统症状如恶心、呕吐、腹胀、腹泻等。若有脓肿形成，可有下腹包块及局部压迫刺激症状。包块位于子宫前方可出现膀胱刺激症状，包块位于子宫后方可有直肠刺激症状，若在腹膜外可致腹泻、里急后重感和排便困难。

（2）体征。

1）盆腔炎性疾病的患者体征差异较大，轻者无明显异常表现或妇科检查仅发现宫颈举痛或宫体压痛或附件区压痛。

2）严重患者全身检查时，表现为急性病容，体温升高，心率加快，下腹部有压痛、反跳痛及肌紧张，叩诊鼓音明显，肠鸣音减弱或消失。

3）盆腔检查：①阴道可见大量脓性分泌物，并有臭味；②宫颈充血、水肿，宫颈举痛，当宫颈管黏膜或宫腔有急性炎症时，将宫颈表面分泌物拭净，可见脓性分泌物从宫颈口流出；③宫体稍大，有压痛，活动受限；④子宫两侧压痛明显，若为单纯输卵管炎，可触及增粗的输卵管，有压痛；⑤若为输卵管积脓或输卵管卵巢脓肿，可触及包块且压痛明显，不活动；⑥宫旁结缔组织炎时，可扪到宫旁一侧或两侧有片状增厚或两侧宫骶韧带高度水肿、增粗，压痛明显；⑦若有盆腔脓肿形成且位置较低时，可扪及阴道后穹隆或侧穹隆有肿块且有波动感，三合诊常能协助进一步了解盆腔情况。

3. 辅助检查

临床诊断盆腔炎性疾病需同时具备下列 3 项：①下腹压痛，伴或不伴反跳痛；②宫颈或宫体举痛或摇摆痛；③附件区压痛。以下标准可增加诊断的特异性。

（1）宫颈分泌物培养或革兰染色涂片：淋病奈瑟菌阳性或沙眼衣原体阳性。

（2）血常规检查：WBC 计数$>10×10^9$/L。

（3）阴道后穹隆穿刺：抽出脓性液体。

（4）双合诊、B 超或腹腔镜检查检查：发现盆腔脓肿或炎性包块。腹腔镜检查能提高确诊率。其肉眼诊断标准有：①输卵管表面明显充血；②输卵管壁水肿；③输卵管伞端或浆膜面有脓性渗出物。

（5）分泌物做细菌培养及药物敏感试验：在做出急性盆腔炎的诊断后，要明确感染的病原体，通过剖腹探查或腹腔镜直接采取感染部位的分泌物做细菌培养及药物敏感试验结果最准确，但临床应用有一定的局限性。宫颈管分泌物及阴道后穹隆穿刺液的涂片、培养及免疫荧光检测虽不如直接采取感染部位的分泌物做培养及药物敏感试验准确，但对明确病原体有帮助。涂片可作革兰染色，若找到淋病奈瑟菌可确诊，除查找淋病奈瑟菌外，可以根据细菌形态及革兰染色，为选用抗生素及时提供线索，培养阳性率高，可明确病原体。

（6）免疫荧光：主要用于衣原体检查。

4. 心理—社会评估

盆腔炎性疾病症状明显且较严重，特别是治疗不及时或未能使用恰当的抗生素时，患者往往会出现焦虑甚至是恐惧心理。此时护理人员应重点了解患者的心理状态，评估因症状而造成的焦虑、恐惧程度。同时，了解家属的态度。

5. 治疗

主要为抗生素治疗，必要时手术治疗。

（1）药物治疗：应用抗生素的原则为经验性、广谱、及时及个体化。根据细菌培养及药物敏感试验合理选用抗生素治疗。盆腔炎性疾病经抗生素积极治疗，绝大多数能彻底治愈。

由于急性盆腔炎的病原体多为需氧菌、厌氧菌及衣原体的，混合感染，需氧菌及厌氧菌又有革兰阴性及革兰阳性之分，因此，在抗生素的选择上多采用联合用药。常用的抗生素有第二代头孢菌素、第三代头孢菌素、氨基糖苷类、喹诺酮类及甲硝唑等。

（2）手术治疗：可根据情况选择开腹手术或腹腔镜手术。手术范围原则上以切除病灶为主，下列情况为手术指征。

1）药物治疗无效：盆腔脓肿形成，经药物治疗48~72小时，体温持续不降，患者中毒症状加重或包块增大者，应及时手术，以免发生脓肿破裂。

2）输卵管积脓或输卵管卵巢脓肿：经药物治疗病情有好转，继续控制炎症数日，肿块仍未消失但已局限化，应行手术切除，以免日后再次急性发作。

3）脓肿破裂：突然腹痛加剧，寒战、高热、恶心、呕吐、腹胀，检查腹部拒按或有中毒性休克表现，均应怀疑为脓肿破裂，需立即剖腹探查。

（3）支持治疗：患者应卧床休息。取半卧位，此卧位利用脓液积聚于直肠子宫陷凹而使炎症局限。高热量、高蛋白、高维生素流食或半流食饮食，注意补充水分，保持水、电解质平衡，高热时可给予物理降温。

（4）中药治疗：主要使用活血化瘀、清热解毒药物，如银翘解毒汤、安宫牛黄丸及紫血丹等。

（六）护理诊断和医护合作性问题

1. 高热

与盆腔感染引起体温升高有关。

2. 下腹痛

与盆腔感染引起生殖器脓肿形成有关。

3. 营养失调：低于机体需要量

与高热、食欲缺乏、恶心、呕吐等症状有关。

4. 潜在的并发症：感染性休克

与未能及时应用有效抗生素致病情加重有关。

5. 知识缺乏

缺乏盆腔炎性疾病的相关知识。

6. 恐惧

与盆腔炎性疾病症状重、持续时间长有关。

（七）计划与实施

1. 预期目标

（1）患者体温升高得到及时处理。

（2）经治疗患者下腹痛症状减轻甚至消失。

（3）患者体液平衡，未发生水、电解质紊乱。

（4）经积极抗感染治疗，患者未出现感染性休克等并发症。

（5）患者了解盆腔炎性疾病的相关知识，并掌握该病的预防措施。

（6）患者恐惧感消失，能够积极配合治疗。

2. 护理措施

（1）一般护理：卧床休息，半卧位有利于脓液积聚于直肠子宫陷凹而使炎症局限。给予高热量、高蛋白、高维生素流食或半流食，补充液体，注意纠正电解质紊乱及酸碱失衡，必要时少量输血，以增加身体抵抗力。尽量避免不必要的妇科检查，禁用阴道灌洗，以免引起炎症扩散，若有腹胀应行胃肠减压或肛管排气。腹痛时遵医嘱使用镇痛药。

（2）高热的护理：应每4小时测体温、脉搏、呼吸1次，体温超过39 ℃时应首先采用物理降温。根据患者全身状况，给予酒精或温水擦浴，也可用冰袋降温，若体温下降不明显，可按医嘱给药降温，如吲哚美辛（消炎痛）等。在降温过程中，患者大量出汗，可出现血压下降、脉快、四肢厥冷等虚脱症状，故应密切观察体温、脉搏、呼吸、血压，每0.5~1小时监测1次，同时应及时配合医师给予静脉输液或加快液体速度，必要时吸氧。应及时为患者更换被褥及衣物，鼓励其多饮水。

（3）使用抗生素期间，注意观察患者有无过敏反应或药物毒性反应，严格执行药物输入时间，以确保体内的药物浓度，维持药效。

（4）严格掌握产科、妇科手术指征，做好术前准备。进行妇科手术时严格无菌操作，术后做好护理，预防感染。

3. 健康教育

（1）治疗盆腔炎性疾病时，患者应积极配合医生，按时按量应用抗生素，并注意用药后的反应，观察症状是否有减轻。

（2）治疗期间应停止工作和学习，卧床休息，并取半坐卧位，这样有利于健康恢复。

（3）饮食上应高热量、高蛋白、高维生素流食或半流食，注意多喝水，特别是高热的患者应用退热药后，需及时补充水分和盐分，可口服淡盐水，以保持水、电解质平衡。

（4）教会患者或家属进行物理降温的方法和注意事项。

（5）平时注意性生活卫生，减少性传播疾病，经期禁止性交。做好经期、孕期及产褥期的卫生。

（6）保持良好的心态，树立战胜疾病的信心，以积极的态度坚持治疗。

（八）护理评价

患者全身、局部症状及阳性体征消失，身体康复，并了解盆腔炎性疾病的相关知识，掌握防护措施，有良好的卫生习惯。在治疗期间，患者能够按时按量服用药物，未发生水、电解质平衡紊乱及感染性休克等并发症。患者的心情恢复平静，能积极配合治疗，家属在精神上能主动关心患者，生活上仔细照顾患者。

二、盆腔炎性疾病后遗症

（一）概述

盆腔炎性疾病后遗症是指盆腔炎性疾病的遗留病变，主要改变为组织破坏、广泛黏连、增生及瘢痕形成。

（二）病理

输卵管卵巢炎及输卵管炎的遗留改变可造成输卵管阻塞及增粗；输卵管卵巢黏连形成输卵管卵巢肿块；输卵管伞端闭锁、浆液性渗出物聚集形成输卵管积水；输卵管积脓或输卵管卵巢脓肿的脓液吸收，被浆液性渗出物代替形成输卵管积水或输卵管卵巢囊肿。积水输卵管表面光滑，管壁甚薄，由于输卵管系膜不能随积水输卵管囊壁的增长扩大而相应延长，故积水输卵管向系膜侧弯曲，形似腊肠或呈曲颈的蒸馏瓶状，卷曲向后，可游离或与周围组织有膜样黏连。

盆腔结缔组织炎的改变为主韧带、骶韧带增生、变厚，若病变广泛，可使子宫固定。

（三）护理评估

1. 健康史

了解患者患盆腔炎性疾病的时间、过程、治疗情况，以及近期的身体状况。

2. 临床表现

（1）慢性盆腔痛：盆腔炎性疾病后慢性炎症形成的黏连、瘢痕以及盆腔充血，常引起下腹部坠胀、疼痛及腰骶部酸痛，常在疲劳、性交后及月经前后加重。

（2）盆腔炎反复发作：由于盆腔炎性疾病后遗症造成的输卵管组织结构的破坏，局部防御功能减退，若患者仍有高危因素，可造成盆腔炎性疾病再次感染而导致反复发作。

（3）不孕输卵管黏连阻塞可致患者不孕。盆腔炎性疾病后不孕发生率为 20%～30%。不孕的发生率与发作的次数有关，随着发作次数的增加，不孕的可能性增大。

（4）异位妊娠：盆腔炎后异位妊娠的发生率是正常女性的 8～10 倍，发生率随盆腔炎发作次数的增加而增大。

（5）体征：若为盆腔结缔组织病变，子宫常呈后倾后屈，活动受限或黏连固定，子宫一侧或两侧有片状增厚、压痛，宫骶韧带常增粗、变硬，有触痛。若为输卵管炎，则在子宫一侧或两侧触到呈索条状的增粗输卵管，并有轻度压痛。若为输卵管积水或输卵管卵巢囊肿，则在盆腔一侧或两侧触及囊性肿物，活动多受限。

3. 辅助检查

盆腔炎性疾病后遗症可进行腹腔镜及 B 超检查协助诊断。

4. 心理—社会评估

盆腔炎性疾病后遗症的患者往往精神负担较重，护理人员应重点关注患者对疾病的认识及态度，是否有消极情绪，特别是有无悲观失望的表现。还应了解家属和亲友对患者的态度，以帮助患者寻求支持。

5. 治疗

对盆腔炎性疾病后遗症尚无有效的治疗方法，重在预防。一般采用综合治疗，可缓解症状，增加受孕机会。

（1）物理治疗：温热能促进盆腔局部血液循环，改善组织营养状态，提高新陈代谢，以利炎症吸收和消退，常用的有短波、超短波、微波、激光、离子透入（可加入各种药物如青霉素、链霉素）等。

（2）中药治疗：慢性盆腔炎以湿热型居多，治疗以清热利湿、活血化瘀为主，方剂选药为丹参 18 g、赤芍 15 g、木香 12 g、桃仁 9 g、金银花 30 g、蒲公英 30 g、茯苓 12 g、丹皮 9 g、生地 9 g，剧痛时加延胡索 9 g。有些患者为寒凝气滞型，治法为温经散寒、行气活血，常用桂枝茯苓汤加减，气虚者加党参 15 g、白术 9 g、黄芪 15 g，中药可口服或灌肠。

（3）其他药物治疗：应用抗炎药物的同时，也可采用糜蛋白酶 5 mg 或透明质酸酶 1 500 U 肌内注射，隔日 1 次，7～10 次为一疗程，以利黏连分解和炎症吸收。个别患者局部或全身出现过敏反应时应停药。在某些情况下，抗生素与地塞米松同时应用，口服地塞米松 0.75 mg，每日 3 次，停药前注意地塞米松应逐渐减量。

（4）手术治疗：有肿块如输卵管积水或输卵管卵巢囊肿应行手术治疗，存在小感染灶，反复引起炎症急性发作者也应手术治疗。手术以彻底治愈为原则，避免遗留病灶而有再复发的机会，行单侧附件切除术或全子宫切除术加双侧附件切除术。对年轻妇女应尽量保留卵巢功能。

（四）护理诊断和医护合作性问题

1. 舒适的改变

与腰骶部疼痛及下坠感有关。

2. 焦虑

与病程长，治疗效果不明显有关。

3. 知识缺乏

缺乏盆腔炎性疾病后遗症的相关知识。

（五）计划与实施

1. 预期目标

（1）经治疗及护理患者症状解除或减轻，舒适感增强。

（2）患者紧张、焦虑的情绪得到缓解，树立了治疗疾病的信心。

（3）患者能够掌握有关治疗及防护措施。

2. 护理措施

（1）心理护理：对患者的心理问题进行疏导，解除患者思想顾虑，增强治疗的信心。

（2）指导患者适当加强锻炼，注意劳逸结合，提高机体抗病能力。

（3）指导患者按医嘱正确服药。

3. 健康教育

注意加强营养及饮食搭配，增加蛋白质及维生素的摄入，增加体力。

（六）护理评价

见本节盆腔炎性疾病的相关内容。

（梁红霞）

第五节　生殖器结核

一、概述

由结核杆菌引起的女性生殖器炎症称为生殖器结核，又称结核性盆腔炎，是由结核杆菌侵入人体引起的输卵管、子宫内膜、卵巢、盆腔腹膜及宫颈等女性生殖器官的炎性病变。多发现于 20～40 岁妇女，也可见于绝经后的老年妇女。在生殖器结核中以输卵管结核最常见，约占女性生殖器结核的 90% 以上，其次为子宫内膜结核，其他类型发病较少。绝大多数生殖器结核为继发感染，常继发于肺结核、肠结核、腹膜结核、肠系膜淋巴结的结核病灶，也可继发于骨结核或泌尿系统结核。原发女性生殖系统结核罕见。近年由于耐药结核、艾滋病的增加以及对结核病控制的松懈，生殖器结核的发病率有升高的趋势。

二、传染方式

生殖器结核是全身结核的一个表现，常继发于身体其他部位结核如肺结核、肠结核、腹膜结核、肠系膜淋巴结的结核病灶，也可继发于淋巴结核、骨结核或泌尿系统结核。生殖器结核常见的传播途径有以下 4 种。

1. 血行传播

为最主要的传播途径。青春期正值生殖器官发育，血供丰富，结核分枝杆菌易借血行传播。结核分枝杆菌感染肺部后，大约 1 年内可感染内生殖器官，由于输卵管黏膜有利于结核分枝杆菌的潜伏感染，因此，其首先侵犯输卵管，然后扩散到子宫内膜及卵巢，侵犯宫颈、阴道或外阴者较少见。

2. 直接蔓延

腹膜结核、肠结核可直接蔓延到内生殖器官，引起生殖器结核。

3. 淋巴传播

较少见。消化道结核可通过淋巴管逆行传播感染内生殖器官。

4. 性交传播

极为罕见。男性患泌尿道结核，通过性交传播，上行感染。

三、病理

1. 输卵管结核

约占女性生殖器结核的 90% 以上，多为双侧性，但双侧的病变程度有可能不同。输卵管增粗肥大，其伞端外翻如烟斗嘴状是输卵管结核的特有表现，也可表现为伞端封闭，管腔内充满干酪样物质，有的输卵管增粗，管壁内有结核结节，有的输卵管僵直变粗，峡部有多个结节隆起。输卵管管腔内发现干酪样物质，有助于与非结核性炎症鉴别。输卵管浆膜面可见粟粒结节，盆腔腹膜、肠管表面及卵巢表面也布满类似结节或并发腹水型结核性腹膜炎，输卵管常与其邻近器官如卵巢、子宫、肠管黏连。

2. 子宫内膜结核

常由输卵管结核蔓延而来,占生殖器结核的50%～80%。半数输卵管结核患者同时有子宫内膜结核。早期结核病变出现在宫腔两侧角,子宫大小、形状无明显变化,随着病情进展,子宫内膜受到不同程度的破坏,最后代以瘢痕组织,可使宫腔黏连、变形、缩小。

3. 宫颈结核

较少见,常由子宫内膜结核蔓延而来或经淋巴或血循环传播,占生殖器结核的10%～20%。病变可表现为乳头状增生或溃疡,这时外观不易与宫颈癌区别。

4. 卵巢结核

也由输卵管结核蔓延而来,占生殖器结核的20%～30%。由于卵巢有白膜包围,通常仅有卵巢周围炎,侵犯卵巢深层组织较少。但少部分卵巢结核由血循环传播的感染,可在卵巢深部形成结节及干酪样坏死性脓肿。

5. 盆腔腹膜结核

盆腔腹膜结核多合并输卵管结核。根据病变特征不同分为两型渗出型和黏连型。渗出型腹膜炎以渗出为主,特点为腹膜及盆腔脏器浆膜面布满无数大小不等的散在的灰黄色结节,渗出物为浆液性草黄色澄清液体,积聚于盆腔,有时因黏连可形成多个包裹性囊肿。黏连型腹膜炎以黏连为主,特点为腹膜增厚,与邻近脏器之间发生紧密黏连,黏连间的组织常发生干酪样坏死,易形成瘘管。

四、护理评估

(一) 健康史

了解患者既往有无肺结核病史,有无腹痛、腹泻等肠结核病史,有无低热、盗汗、乏力等结核病症状。同时应详细了解患者婚育情况,是否有月经稀少或闭经。

(二) 临床表现

生殖器结核的临床表现很不一致,不少患者可无症状,有的患者则症状较重。

1. 月经失调

早期因子宫内膜充血及溃疡,可有月经过多,晚期因子宫内膜遭受不同程度破坏,可表现为月经稀少或闭经,多数患者就诊时已是晚期。

2. 下腹坠痛

由于盆腔炎症和黏连,可有不同程度的下腹坠痛,经期加重。

3. 全身症状

若为活动期,可有结核病的一般症状,如发热、盗汗、乏力、食欲缺乏、体重减轻等,有时仅有经期发热。但症状较重的患者,可表现为高热等全身中毒症状。

4. 不孕

由于输卵管黏膜破坏与黏连,常使管腔阻塞或由于输卵管周围黏连,有时管腔尚保持部分通畅,但黏膜纤毛被破坏,输卵管僵硬、蠕动受限,丧失其运输功能,也不能受孕,故临床上多数患者因不孕而就诊。在原发性不孕患者中生殖器结核常为主要原因之一。

5. 全身及妇科检查

由于病变程度与范围不同而有较大差异，较多患者因不孕行诊断性刮宫、腹腔镜等检查时才发现患有生殖器结核，而无明显体征和其他自觉症状。较严重患者若有腹膜结核，检查时腹部有柔韧感或腹水征，形成包裹性积液时，可触及囊性肿块，边界不清，不活动，表面因有肠管黏连，叩诊空响。子宫一般发育较差，往往因周围有黏连使活动受限。若附件受累，在子宫两侧可触及大小不等及形状不规则的肿块，质硬、表面不平，呈结节状或乳头状突起或可触及钙化结节。

（三）辅助检查

1. 子宫内膜病理检查

子宫内膜病理检查是诊断子宫内膜结核最可靠的依据。由于月经前子宫内膜较厚，此时适于进行内膜病理检查。应于经前 1 周或月经来潮 6 小时内做刮宫术。在行刮宫术前 3 日及术后 4 日应每日肌内注射链霉素 0.75 g 及口服异烟肼 0.3 g，以预防刮宫引起结核病灶扩散。由于子宫内膜结核多由输卵管结核蔓延而来，故刮宫时应注意刮取子宫角部内膜，并将全部刮出物送病理检查，在病理切片上找到典型结核结节，诊断即可成立，但阴性结果并不能排除结核的可能。如有条件时，可将刮出的组织或分泌物作结核菌培养。遇有子宫腔小而坚硬，无组织物刮出，结合临床病史及症状，也应考虑子宫内膜结核，并作进一步检查。若宫颈有结核可疑，做活组织检查，可明确诊断。

2. X 线检查

（1）胸部 X 线片：必要时作消化道或泌尿系统 X 线检查，以便发现原发病灶。

（2）盆腔 X 线平片：发现孤立的钙化点，提示曾有盆腔淋巴结核病灶。

（3）子宫输卵管碘油造影：可出现下列特征。①子宫腔呈不同形态和不同程度狭窄或畸形，边缘呈锯齿状。②输卵管腔有多个狭窄部分，呈典型串珠状或显示管腔细小而僵直。③在相当于盆腔淋巴结、输卵管、卵巢的部位有钙化灶。④若碘油进入子宫一侧或两侧的静脉丛，应考虑有子宫内膜结核的可能。子宫输卵管碘油造影对生殖器结核的诊断帮助较大，但也有可能将输卵管腔中的干酪样物质及结核菌带到腹腔，故造影前、后应使用链霉素及异烟肼等抗结核药物。

3. 腹腔镜检查

腹腔镜能直接观察盆腔情况，并可取腹腔液作结核菌培养或在病变处作活检。

4. 结核菌检查

若有条件，将月经血、刮出的子宫内膜或腹腔液作结核菌检查。可进行结核菌培养、抗酸染色找结核菌、动物接种或分子生物学方法，以确诊。

5. 结核菌素试验

结核菌素试验阳性说明体内曾有结核分枝杆菌感染，若为强阳性说明目前仍有活动性病灶，但不能确定病灶部位，若为阴性一般情况下表示未有过结核分枝杆菌感染。

6. 其他

白细胞计数不高，分类中淋巴细胞占比可能增多，不同于一般化脓性盆腔炎，活动期红细胞沉降率增快，但红细胞沉降率正常不能除外结核病变。旧结核菌素试验若为阳性说明体内曾有结核感染；若为强阳性说明目前仍有活动性病灶，但不能说明病灶部位；若为阴性表示未有过结核感染。这些化验检查均非特异性，只能作为诊断的参考。

（四）心理—社会评估

生殖器结核患者多无自觉症状，常因不孕来医院进行检查，最终发现患生殖器结核。因此，护理人员应特别要注意了解患者有无因不孕引起的悲观情绪。孕育新的生命对一个家庭来说是至关重要的事情，因此对生殖器结核患者来说，护理人员特别要评估和关注其家庭成员的情绪表现及态度。

（五）治疗

采用抗结核药物治疗为主，休息营养为辅的治疗原则。

1. 抗结核药物治疗

抗结核治疗对女性生殖器结核的有效率达 90%。药物治疗应遵循早期、联合、规律、适量、全程的原则。既往将链霉素、异烟肼、对氨基水杨酸钠作为一线基本药物，疗程长，需要 1.5~2 年。有的患者症状好转或消失即不愿再坚持而使治疗中断，复发时再行治疗往往产生耐药而影响疗效。近年采用利福平、异烟肼、乙胺丁醇、链霉素等抗结核药物联合治疗，可将疗程缩短为 6~9 个月，取得良好疗效。常用的抗结核药物有：利福平、异烟肼、链霉素、乙胺丁醇、吡嗪酰胺等。

2. 支持治疗

急性患者至少要休息 3 个月，慢性患者可从事学习和工作，但要注意劳逸结合，避免劳累，加强营养，适当参加锻炼，增强体质。

3. 手术治疗

生殖器结核也可用手术治疗。但为避免手术时感染扩散，手术前后应进行抗结核药物治疗。手术方法应根据患者病情、年龄、是否需要保留生育功能等因素决定。可考虑手术治疗的情况如下。

（1）盆腔包块经药物治疗后缩小，但不能完全消退时，可手术治疗。

（2）抗结核药物治疗无效或治疗后反复发作的患者。

（3）盆腔结核形成较大的包块或较大的包裹性积液者。

（4）子宫内膜结核严重，内膜破坏广泛，药物治疗无效者。

五、护理诊断和医护合作性问题

1. 舒适的改变

与下腹坠痛及盗汗、乏力、发热等症状有关。

2. 焦虑

与不孕有关。

3. 知识缺乏

缺乏生殖器结核检查、预后、治疗方法及注意事项等相关知识。

六、计划与实施

（一）预期目标

（1）经抗结核治疗患者下腹坠痛及结核感染相关症状减轻症状，舒适感增强。

（2）患者紧张、焦虑的心情减轻。

（3）患者了解生殖器结核相关检查项目及治疗方法，并能够掌握用药方法及注意事项。

（二）护理措施

1. 心理护理

生殖器结核的治疗是一个相对漫长的过程，尤其是合并不孕的患者，其同时需要进行多方面的检查，在此过程中患者往往表现出烦躁、失望、焦虑等多种负面情绪交织在一起的情况，特别是由于不孕而失去爱人关心和支持的女性，会出现重度的消极悲观情绪。此时护理人员一方面要鼓励患者倾诉自己的不良情绪，另一方面要积极向患者讲解与疾病相关的知识，帮助其树立治疗信心。同时作家属的工作，指导其关心和帮助患者的方法，共同争取早日痊愈。

2. 药物治疗的护理

抗结核药物治疗虽已缩短了疗程，但仍需要 6~9 个月的治疗，同时其应用的药物种类多，方法也各异。护理人员应根据患者用药的种类，讲清用药的名称、服用方法及时间、服药期间的注意事项。告知患者应严格按医嘱服药，不能擅自停药，同时注意药物不良反应，如应用链霉素的患者应注意有无眩晕、口麻、四肢麻木感、耳鸣等症状出现，如有应及时到医院就诊。

3. 日常护理

生殖器结核患者急性期至少应卧床休息 3 个月，每日保证 8~12 小时睡眠。慢性患者可以从事较轻的工作和学习任务，但要注意劳逸结合，适当参加体育锻炼，增强体质。

（三）健康教育

1. 用药指导

认真仔细地向患者讲解其所用药物的服药方法、时间、剂量及注意事项。

2. 饮食指导

宜食用营养丰富的高蛋白、高热量、含维生素饮食。结核患者膳食中还应特别注意钙和铁的补充，应多吃瘦肉、鱼、虾、蛋类及豆制品等。新鲜的蔬菜、水果、鱼虾、动物内脏和蛋类含有丰富的维生素，应搭配食用。总之，提倡食物多样，荤素搭配，做到色、香、味俱全，营养全面。

3. 预防措施

平时应注意锻炼身体，增强体质。按要求做好卡介苗的接种，积极防治肺结核、淋巴结结核和肠结核等。

七、护理评价

患者完成了各项检查并经正规的药物治疗后症状逐渐减轻。患者了解了生殖器结核的检查和治疗方法及预防措施，并掌握自己所用药物的名称、服药方法及时间，特别是掌握了服药的注意事项。

（赵　晔）

第六节 宫颈癌

宫颈癌是最常见的妇科恶性肿瘤之一，在女性恶性肿瘤中其发病率仅次于乳腺癌。该病的发生率有明显的地域差异，我国主要集中在中部地区，山区多于平原。近40年来，普遍开展的宫颈脱落细胞学筛查使宫颈癌及癌前病变被早期发现、早期诊断和早期治疗，从而大大降低了宫颈癌的发病率和死亡率。

一、病因

宫颈癌的病因尚未完全清楚，可能与下列因素相关。

1. 初次性生活时间及性伴侣数目

初次性交在16岁以前者，下生殖道发育未成熟，对致癌因素较敏感，其发病风险是20岁以上者的2倍；性伴侣越多，妇女患宫颈癌的危险性越大。

2. 性卫生及分娩次数

性卫生不良及阴道分娩次数过多使宫颈癌发病危险性增加。

3. 病毒感染

近年发现通过性交途径感染某些病毒，如单纯疱疹病毒Ⅱ型、人乳头瘤病毒、人巨细胞病毒与宫颈癌的发病有关。

4. 其他

妇女与患有阴茎癌、前列腺癌或其前妻曾患宫颈癌的高危男子有性接触，则易患宫颈癌。另外，经济状况低下、种族和地理环境也与宫颈癌的发病有关。

二、转移途径

以直接蔓延和淋巴转移为主，血行转移极为少见。

1. 直接蔓延

最常见。癌组织直接侵犯邻近组织和器官，向下蔓延至阴道，向上累及子宫，向两侧扩散至主韧带及阴道旁组织，向前、向后蔓延可侵犯膀胱、直肠、盆壁等。

2. 淋巴转移

癌组织侵入淋巴管后，随淋巴液向子宫旁、宫颈旁或输尿管旁、腹股沟、腹主动脉旁淋巴结蔓延。晚期可出现锁骨旁淋巴结转移。

3. 血行转移

常发生于晚期，癌组织破坏小静脉后经体循环转移。一般转移至肺、肾或脊柱等。

三、临床分期

采用国际妇产科联盟的宫颈癌临床分期，大体分为五期。

0期：原位癌（浸润前癌）。

Ⅰ期：癌灶局限在宫颈。

Ⅱ期：癌灶超出宫颈，阴道浸润未达下1/3，宫旁浸润未达盆壁。

Ⅲ期：癌灶扩散至盆壁和（或）累及阴道下1/3，致肾盂积水或肾无功能。

Ⅳ期：癌灶播散超出真骨盆或癌浸润膀胱黏膜及直肠黏膜。

四、临床表现

（一）生理方面

1. 症状

早期无明显症状。患者一旦出现症状，主要表现为以下3个方面。

（1）阴道流血：由癌灶浸润间质内血管所致，出血量根据病灶大小，受累间质内血管的情况而定。年轻患者常表现为性生活后或妇科检查后的阴道流血，也可表现为经期延长，周期缩短，经量增多等。年老患者常主诉绝经后不规则阴道出血。一般外生型出血早，量多；浸润型出血晚，量少。

（2）阴道排液：常出现在流血后。多为白色或血性，稀薄如水样，有腥臭；晚期因癌组织坏死、破溃，继发感染则呈大量脓性或米汤样恶臭白带。

（3）晚期症状：根据病灶侵犯范围，可出现不同的继发症状。癌肿侵犯邻近器官、神经及淋巴时，可出现尿频、尿急、尿痛、尿血、便秘、便血、疼痛、下肢肿胀等症状。压迫输尿管，可导致输尿管梗阻引起肾盂积水，严重致尿毒症。长期患病出现消瘦、贫血等恶液质。

2. 体征

早期局部可无明显变化，宫颈光滑或呈一般宫颈炎表现。随着疾病的进展，不同类型的宫颈癌表现出特异性的局部体征。外生型可见宫颈息肉状或乳头状突起的赘生物外向生长，可向阴道突出形成菜花状赘生物，表面不规则，继发感染时见灰白色渗出物，触之易出血。内生型可见宫颈肥大、质硬，宫颈管如桶状；晚期由于癌组织坏死、脱落，形成凹陷性溃疡，有恶臭。妇科检查可扪及两侧盆腔组织增厚，结节状，有时癌组织浸润达盆壁，形成冰冻盆腔。

3. 辅助检查

（1）宫颈刮片细胞学检查：普遍用于早期筛检宫颈癌。

（2）碘试验：将碘溶液涂宫颈和阴道壁，观察其着色情况，正常宫颈阴道部可呈棕色或深褐色。

（3）阴道镜检查：凡宫颈刮片细胞学检查巴氏Ⅲ级或以上的疑似者都应进行阴道镜检查，观察宫颈表面有无异型上皮或早期癌变，以协助定位，确定活检部位。

（4）宫颈及颈管活体组织检查：宫颈癌及癌前病变的确诊方法。

（5）氮激光肿瘤固有荧光诊断法：荧光素与肿瘤具有亲和作用，比较病灶组织与正常组织的激光颜色则可判断肿瘤性质，紫色或紫红色提示有病变。

（二）心理—社会方面

宫颈癌早期无明显症状，随着病程进展，恶臭的阴道排液使患者难以忍受，癌肿穿破邻近器官形成瘘管给患者带来巨大的心理应激。当诊断明确时，患者一般会经历否认、愤怒、妥协、忧郁、接受的心理反应阶段。另外，宫颈癌患者手术切除范围大、留置尿管时间长，使患者长期不能正常地生活、工作，不能胜任原有的各种角色，导致出现自我形象紊乱及角色功能缺陷。

五、治疗

宫颈癌以手术治疗为主，配合放疗和化疗。

1. 手术治疗

适用于Ⅰ期和Ⅱ期无手术禁忌证患者。根据病情选择不同手术方式，一般行子宫根治术加盆腔淋巴结清扫术。年轻患者可保留卵巢及阴道。

2. 放疗

适用于各期患者，主要是年老、有严重并发症，或Ⅲ、Ⅳ期以上不能手术的患者。包括腔内及体外照射两种。腔内照射用于控制局部病灶，体外照射用于治疗盆腔淋巴结及宫旁组织等处的病灶。腔内照射多用后装治疗机，放射源为^{137}铯（^{137}Cs）等，体外照射多用直线加速器、^{60}钴（^{60}Co）等。早期以腔内放射为主，体外照射为辅；晚期则以体外照射为主，腔内放疗为辅。

3. 手术加放射综合治疗

适用于癌灶较大，先行放疗局限病灶后再行手术或手术后证实有淋巴或宫旁组织转移者，放疗作为手术的补充治疗。

4. 化疗

主要用于晚期或复发转移的患者。

六、护理评估

（一）病史

应仔细了解患者的婚姻史、性生活史、慢性宫颈炎的病史、高危男性接触史等。重点关注年轻患者有无接触性出血及月经情况，对年老患者注意询问绝经后的阴道不规则流血情况。

（二）身体评估

1. 症状

应详细了解患者阴道流血的时间、量、质、色等，有无妇科检查或性交后的接触性出血，阴道排液的性状、气味，有无脱落组织。有无邻近器官受累的症状，有无疼痛、疼痛的部位、性质、持续时间等。全身有无贫血、消瘦、乏力等恶液质表现。

2. 体征

了解宫颈有无糜烂或赘生物，是否触之出血，是否有宫颈肥大、质硬、宫颈管外形呈桶状等。

（三）心理—社会评估

认真评估个体心理—社会问题的表现、性质及严重程度，分析具体原因。

七、护理诊断

1. 恐惧

与宫颈癌的确诊及可能的不良预后有关。

2. 营养失调

与阴道流血、癌症消耗有关。

3. 排尿异常

与宫颈癌根治术后影响膀胱功能有关。

4. 自我形象紊乱

与疾病及术后长期留置尿管有关。

八、护理目标

（1）患者接受诊断，配合各种检查、治疗。

（2）患者营养状况改善。

（3）患者排尿功能恢复良好。

（4）患者能正确面对疾病，接受现实。

九、护理措施

1. 提供预防保健知识

宣传宫颈癌发病的高危因素以及早发现、早诊断、早治疗的重要性。一般妇女应每 1~2 年普查 1 次。已婚妇女，尤其是围绝经期及绝经后的妇女若有异常阴道流血或接触性出血应及时就诊。

2. 增强治疗信心

在评估患者身心状况基础上，了解不同患者所处不同时期的心理特点，与患者共同讨论问题，寻找引起不良心理反应的原因，告知患者宫颈癌相应的诊疗过程，可能出现的不适及有效应对措施。与患者家属沟通，获取其支持与配合。同时教会患者用积极的应对方法缓解心理应激，如向家属、朋友倾诉内心感受，寻求别人的支持和帮助等。

3. 术前准备

术前 3 日需每日行阴道冲洗两次。菜花型癌患者应行阴道低压冲洗，冲洗时动作应轻柔，以免损伤宫颈脆性癌组织引起大出血。肠道按清洁灌肠准备。另外，术前教会患者进行肛门、阴道肌肉的缩紧与舒张练习，掌握锻炼盆底肌肉的方法。

4. 协助膀胱功能恢复

宫颈癌根治术涉及范围广，有可能损伤支配膀胱的神经组织，使膀胱功能恢复缓慢。所以尿管一般保留 7~14 日，甚至 21 日。期间应进行康复锻炼。

（1）盆底肌肉的锻炼：术后第 2 日鼓励患者开始按术前所练习的锻炼盆底肌肉的方法进行锻炼。

（2）膀胱肌肉的锻炼：在拔尿管的前 3 日开始夹尿管，每 2 小时开放 1 次，以锻炼膀胱肌肉，促使排尿功能恢复。

（3）导残余尿：拔尿管后，嘱患者 1~2 小时排尿 1 次。若不能自解小便，则应及时处理，甚至重安尿管。排尿后导残余尿，若残余尿连续 3 次少于 100 mL，说明膀胱功能恢复，不需再留置尿管；若残余尿超过 100 mL，及时给患者再置尿管，保留 3~5 日后，再行拔管导残余尿，直至残余尿量少于 100 mL。

5. 术后观察

除按一般术后观察外，应注意观察双侧腹股沟有无淋巴囊肿。若扪及质软的包块，应及时报告医师，给予局部热敷及相应治疗。保持腹腔及阴道引流管通畅，注意观察引流液的量、质、色，一般术后 48~72 小时拔除引流管。

6. 饮食与营养

根据患者的身体状况、饮食习惯等，鼓励进食高能量、高维生素及营养素全面的食物。必要时与营养师联系，制定合理食谱，满足患者的需要。

7. 出院指导

护士应鼓励患者、家属参与制订切实可行的院外康复计划，说明认真随访的重要性。出院第 1 年内，患者一般每个月随访一次，连续 3 次后改每 3 个月 1 次；第 2 年则 3 个月 1 次；第 3~5 年，每 6 个月 1 次。期间出现症状的患者应及时到医院检查。另外，对出院时未拔除尿管的少数患者，应教会患者保留尿管的护理，例如多饮水、清洁外阴、勿将尿袋高于膀胱口，避免尿液倒流等；继续进行盆底肌、膀胱功能锻炼，遵医嘱到医院拔尿管，导残余尿。鼓励患者康复后逐步增加活动强度，适当参加社交活动，逐步恢复正常工作等。

8. 放疗及化疗

按放疗、化疗患者护理。

十、护理评价

（1）患者心情平和，以积极态度配合诊治全过程。
（2）患者合理膳食，维持体重，使其不继续下降。
（3）患者无尿路感染症状，拔管后能恢复排尿功能。
（4）患者正常与人交往，树立正确自我形象。

（赵春莉）

第七节　卵巢肿瘤

一、概述

卵巢肿瘤是女性生殖器常见的肿瘤，可发生于任何年龄，但肿瘤的组织学类型会有所不同。卵巢上皮性肿瘤好发于 50~60 岁的妇女，而卵巢生殖细胞肿瘤多见于 30 岁以下的年轻妇女。卵巢恶性肿瘤是女性生殖器三大恶性肿瘤之一。卵巢组织复杂，各种肿瘤均可发生，是全身各脏器肿瘤类型最多的部位，同时卵巢位于盆腔深部，不像宫颈、宫体、外阴及阴道等与体表相连，易于扪及或查到。卵巢肿瘤早期无症状，又缺乏完善的早期诊断方法，患者发觉再就医，常常已属晚期。晚期病例疗效不佳，故卵巢恶性肿瘤的存活率仍较低，为 30%~40%，死亡率居妇科恶性肿瘤首位。随着宫颈癌及子宫内膜癌诊断和治疗的进展，卵巢癌已成为当今妇科肿瘤中威胁最大的疾病。

二、病因

卵巢上皮性癌的发病原因不清楚，相关的高危因素如下。

1. 遗传因素

5%～10%的卵巢上皮性癌具有遗传性。

2. 持续排卵

持续排卵使卵巢表面上皮不断损伤与修复，增加了上皮细胞突变的可能。减少或抑制排卵可减少卵巢上皮由排卵引起的损伤，可能降低卵巢癌发病危险。流行病学调查发现卵巢癌危险因素有未产、不孕，而多次妊娠、哺乳和口服避孕药有保护作用，应用促排卵药可增加发生卵巢肿瘤的危险性。

3. 环境及其他因素

工业发达国家卵巢癌发病率高，提示工业的各种物理或化学产物可能与卵巢癌的发病有关。卵巢癌的发病是否与饮食习惯或饮食成分（胆固醇含量高）相关，目前还无定论。

三、病理

(一) 组织学分类

卵巢癌分类方法很多，目前普遍采用的是世界卫生组织（WHO，2003）制定的卵巢肿瘤的组织学分类法（表6-2）。

表6-2　卵巢肿瘤组织学分类（WHO，2003年，部分内容）

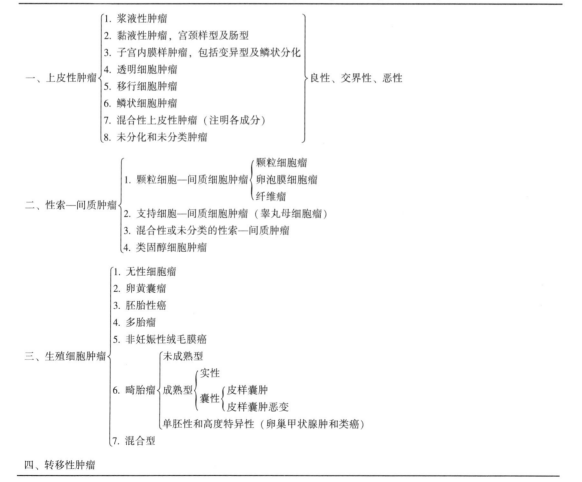

四、转移性肿瘤

（二）常见卵巢肿瘤及病理特点

1. 卵巢上皮性肿瘤

占原发性卵巢肿瘤的 50%~70%，其恶性类型占卵巢肿瘤的 85%~90%，发病年龄为 30~60 岁，有良性、恶性、交界性之分。

（1）浆液性肿瘤。

1）浆液性囊腺瘤：约占卵巢良性肿瘤的 25%，肿瘤多为单侧，圆球形，大小不等，表面光滑、囊性、壁薄，囊内充满淡黄色清澈液体，分单纯性、乳头状囊腺瘤两种。单纯性常为单房，囊壁光滑，囊内液稀薄无色或为浅黄色浆液；乳头状常为多房，囊壁内可见多处乳头样突起（或镜下乳头），若外生乳头可有盆腹腔转移并伴腹水。

2）交界性浆液性囊腺瘤：多数为中等大、双侧性、乳头状生长，局限在囊内者较少，多数向囊外生长。

3）浆液性囊腺癌：为卵巢恶性肿瘤中最常见者，占卵巢恶性肿瘤的 40%~50%，多为双侧，体积较大，半实质性，结节状或分叶状，表面光滑、灰白色，或有乳头状增生，切面为多房，腔内充满乳头，质脆，多有出血坏死，囊液浑浊。

（2）黏液性肿瘤。

1）黏液性囊腺瘤：占卵巢良性肿瘤的 20%，常见为多房单侧性，圆形或卵圆形，表面光滑，灰白色，囊内含胶冻状黏液，有时囊内有乳头生长。偶可自行破裂，瘤细胞种植在腹膜上继续生长并分泌黏液，在腹膜表面形成胶冻样黏液块团，极似卵巢癌转移，称腹膜黏液瘤。

2）交界性黏液性囊腺瘤：一般较大，少数为双侧，表面光滑，常为多房，切面见囊壁增厚，实质区和乳头形成，乳头细小，质软。

3）黏液性囊腺癌：占卵巢恶性肿瘤的 10%，单侧多见，瘤体较大，囊壁可见乳头或实质区，切面半囊半实，囊液浑浊或有血性。

2. 卵巢生殖细胞肿瘤

为来源于原始生殖细胞的一组卵巢肿瘤，其发生率仅次于上皮性肿瘤，多发于年轻的妇女及幼女。

（1）畸胎瘤：由多胚层组织构成，偶见含一个胚层成分，肿瘤组织多数成熟，少数不成熟。无论肿瘤质地呈囊性或实质性，其恶性程度均取决于组织分化程度。

成熟畸胎瘤：又称皮样囊肿，属良性肿瘤，是最常见的卵巢肿瘤，占卵巢肿瘤的 10%~20%，占生殖细胞肿瘤的 85%~97%，占畸胎瘤的 95% 以上，可发生于任何年龄，以 20~40 岁居多。多为单侧、单房，中等大小，呈圆形或卵圆形，表面光滑，壁薄质韧，腔内充满油脂和毛发，有时见牙齿或骨质，恶变率为 2%~4%，多发生于绝经后妇女。

未成熟畸胎瘤：属恶性肿瘤，含 2~3 个胚层，占卵巢畸胎瘤的 1%~3%。多见于年轻患者，平均发病年龄 11~19 岁。肿瘤多为实性，其中可有囊性区域，其转移及复发率均高，5 年存活率约 20%。

（2）无性细胞瘤：为中等恶性的实性肿瘤，占卵巢恶性肿瘤的 5%。好发于青春期及生育期妇女。多为单侧，右侧多于左侧，中等大小，圆形或椭圆形，触之如橡皮样，表面光滑，对放疗特别敏感，纯无性细胞瘤的 5 年存活率可达 90%。混合型（含绒癌、内胚窦成分）预后差。

（3）卵黄囊瘤：又名内胚窦瘤，属高度恶性肿瘤，多见于儿童及青少年，多为单侧，肿瘤较大，易破裂，瘤细胞能产生甲胎蛋白（AFP），故测定患者血清中 AFP 浓度可作为诊断和治疗监护时的重要指标。内胚窦瘤生长迅速，易早期转移，预后差，既往平均生存期仅1年，现经手术及联合化疗后，生存期明显延长。

3. 卵巢性索—间质肿瘤

来源于原始性腺中的性索及间质组织，占卵巢肿瘤的 4.3%~6%。

（1）颗粒细胞瘤：为低度恶性肿瘤，发生于任何年龄，高峰为 45~55 岁，肿瘤能分泌雌激素，故有女性化作用。青春期前患者可出现假性性早熟，生育年龄患者出现月经紊乱，绝经后患者则有不规则阴道流血，常合并子宫内膜增生过长，甚至发生腺癌。肿瘤表面光滑，圆形或椭圆形，多为单侧性，大小不一。

（2）卵泡膜细胞瘤：为有内分泌功能的卵巢实性肿瘤。因能分泌雌激素，故有女性化作用。常与颗粒细胞瘤合并存在。为良性肿瘤，多为单侧，大小不一，圆形或卵圆形，也有分叶状，表面被覆有光泽、薄的纤维包膜，切面实性，灰白色。

（3）纤维瘤：为较常见的良性卵巢肿瘤，占卵巢肿瘤的 2%~5%。多见于中年妇女，单侧居多，中等大小，表面光滑或结节状，切面灰白色，实性、坚硬，偶见患者伴有腹水或胸腔积液，称梅格斯综合征，手术切除肿瘤后，胸腔积液、腹水自行消失。

（4）支持细胞—间质细胞瘤：又称睾丸母细胞瘤，罕见。多发生在 40 岁以下妇女。单侧居多，较小，实性，表面光滑、湿润，有时呈分叶状，多为良性，具有男性化作用，少数无内分泌功能或呈现女性化，雌激素可由瘤细胞直接分泌或由雄激素转化而来。

4. 卵巢转移性肿瘤

体内任何部位的原发性癌均可能转移到卵巢。常见的原发性癌有乳腺癌、肠癌、胃癌、生殖器癌、泌尿道癌以及其他脏器癌等，占卵巢肿瘤的 5%~10%。库肯勃瘤是一种特殊的转移性腺癌，原发部位为胃肠道，肿瘤为双侧性，中等大小，多保持卵巢原状或肾形，一般无黏连，切面实性，胶质样，多伴腹水。

（三）转移途径

卵巢恶性肿瘤的转移特点是：外观局限的肿瘤，可在腹膜、大网膜、腹膜后淋巴结、横膈等部位有亚临床转移等。其转移途径主要通过直接蔓延及腹腔种植。瘤细胞可直接侵犯包膜，累及邻近器官，并广泛种植于腹膜及大网膜、横膈、肝表面，淋巴道也是重要的转移途径。

（四）临床分期

现多采用 FIGO 2006 年制订的手术—病理分期（表 6-3），用以估计预后和比较疗效。

表 6-3 原发性卵巢恶性肿瘤的手术—病理分期（FIGO，2006）

期别	肿瘤范围
Ⅰ期	肿瘤局限于卵巢
Ⅰ A	肿瘤局限于一侧卵巢，包膜完整，卵巢表面无肿瘤，腹腔积液中未找到恶性细胞
Ⅰ B	肿瘤局限于双侧卵巢，包膜完整，卵巢表面无肿瘤，腹腔积液中未找到恶性细胞
Ⅰ C	肿瘤局限于单侧或双侧卵巢并伴有以下任何一项：包膜破裂、卵巢表面有肿瘤、腹腔积液或冲洗液中有恶性细胞

期别	肿瘤范围
Ⅱ期	肿瘤累及一侧或双侧卵巢，伴盆腔内扩散
ⅡA	扩散和（或）转移到子宫和（或）输卵管
ⅡB	扩散到其他盆腔组织
ⅡC	ⅡA或ⅡB，伴有卵巢表面肿瘤、包膜破裂、腹腔积液或腹腔冲洗液中有恶性细胞
Ⅲ期	肿瘤侵犯一侧或双侧卵巢，并有组织学证实的盆腔外腹膜种植和（或）局部淋巴结转移、肝表面转移，肿瘤局限于真骨盆，但组织学证实肿瘤细胞已扩散至小肠或大网膜
ⅢA	肉眼见肿瘤局限于真骨盆，淋巴结阴性，但组织学证实腹腔腹膜表面存在镜下转移或组织学证实肿瘤细胞已扩散至小肠或大网膜
ⅢB	一侧或双侧卵巢肿瘤，并有组织学证实的腹腔腹膜表面肿瘤种植，但直径≤2 cm，淋巴结阴性
ⅢC	盆腔外腹膜转移灶直径>2 cm和（或）区域淋巴结阳性
Ⅳ期	肿瘤侵犯一侧或双侧卵巢，伴有远处转移。有胸腔积液且胸腔肿瘤细胞阳性为Ⅳ期；肝实质转移为Ⅳ期

四、护理评估

（一）健康史

卵巢肿瘤种类繁多，可发生于任何年龄的妇女，早期常无症状，往往于妇科普查中发现盆腔肿块或恶性肿瘤晚期出现腹水症状才就诊。

（二）临床表现

卵巢良性肿瘤发展缓慢，早期肿瘤较小，多无症状，常在妇科检查时偶然发现。肿瘤增至中等大时，常感腹胀不适或腹部可扪及肿块，边界清楚。妇科检查在子宫一侧或双侧触及球形肿块，多为囊性，表面光滑、活动，与子宫无黏连。若肿瘤长大充满盆腔、腹腔即出现压迫症状如尿频、便秘、气急、心悸等。腹部膨隆，包块活动度差，叩诊呈实音，无移动性浊音。

卵巢恶性肿瘤出现症状时往往已达晚期。由于肿瘤生长迅速，短期内可出现腹胀、腹部肿块及腹水，症状轻重取决于肿瘤大小、位置、侵犯邻近器官的程度、有无并发症及组织学类型等，若肿瘤向周围组织浸润或压迫神经则可引起腹痛、腰痛或下肢疼痛，若压迫盆腔静脉，可出现下肢水肿。若为功能性肿瘤，可产生相应的雌激素或雄激素过多的症状。晚期表现消瘦、严重贫血等恶液质征象。三合诊检查在阴道后穹隆触及盆腔内硬结节，肿块多为双侧，实性或半实性，表面凹凸不平，不活动，常伴腹水。有时在腹股沟、腋下或锁骨上可触及肿大的淋巴结。

（三）辅助检查

1. B超检查

能测知肿块的部位、大小、形态及性质，从而对肿块的来源作出定位，如是否来自卵巢，又可提示肿瘤的性质，囊性或实性，囊内有无乳头及鉴别卵巢肿瘤、腹水和结核性包裹性积液。

2. 放射性检查

腹部 X 线平片协助诊断卵巢畸胎瘤，可显示牙齿及骨质，囊壁为密度增高的钙化层，囊腔呈放射透明阴影。静脉肾盂造影可辨认盆腔、肾、输尿管阻塞或移位。CT 检查可清晰显示肿块的图像，良性肿瘤多呈均匀性吸收，囊壁薄、光滑，恶性肿瘤轮廓不规则，向周围浸润或伴腹水，CT 还可显示有无肝、肺结节及腹膜后淋巴结转移。

3. 腹腔镜检查

可直视肿块的大体情况，并可对整个盆腔、腹腔及横膈部位进行观察，在可疑部位进行多点活检，抽吸腹腔液进行细胞学检查。

4. 细胞学检查

在腹水或腹腔冲洗液中寻找癌细胞进行检查。

5. 肿瘤标志物

80% 卵巢上皮性癌患者血清中癌抗原 CA125 浓度升高（正常 <35 IU/mL）。AFP 对卵巢内胚窦瘤有特异性价值。

（四）心理—社会评估

卵巢肿瘤未确诊前患者对良恶性担忧，希望得到确切的诊断结果。恶性肿瘤症状出现迅速，确诊后患者的心理上多表现对肿瘤的否认，悲观厌世、罪恶感，并担心术后家庭生活，年轻患者考虑最多的是生育问题。

（五）治疗

1. 良性肿瘤

若卵巢肿块直径小于 5 cm，疑为卵巢瘤样病变，可做短期观察。一旦确诊为卵巢良性肿瘤，即应手术治疗，对患者年轻、单侧良性肿瘤应行患侧附件或卵巢切除术或卵巢肿瘤剥出术，保留对侧正常卵巢，即使双侧肿瘤，也应争取行卵巢肿瘤摘除或剥出术，以保留部分正常卵巢组织。围绝经期妇女可行单侧附件切除或全子宫及双侧附件切除术。

2. 恶性肿瘤

治疗原则是以手术为主，加用化疗、放疗的综合治疗。

（1）手术：原则上ⅠA、ⅠB期应作全子宫及双侧附件切除术；ⅠC期及其以上同时行大网膜切除术，对晚期患者应行肿瘤细胞减灭术，切除原发瘤、全子宫、双附件、大网膜、阑尾，进行卵巢动静脉高位结扎、腹膜后淋巴结清扫。

（2）化疗：卵巢恶性肿瘤对化疗较敏感，化疗既可用于预防复发，也可用于手术未能全部切除者或已无法施行手术的晚期患者，化疗可使肿瘤缩小，为以后手术创造条件。常用化疗药物有顺铂、卡铂、紫杉醇、环磷酰胺等。根据病情可采用静脉化疗或静脉腹腔联合化疗。

（3）放疗：因肿瘤类型不同，对放疗敏感性不同。如无性细胞瘤最敏感，上皮性癌也有一定敏感性。放疗主要应用 ^{60}Co 做外照射，可用于锁骨上和腹股沟淋巴结转移灶和部分紧靠盆壁局限性病灶的局部治疗。

（4）免疫治疗：为综合治疗之一。目前应用较多的是细胞因子治疗，如白介素 2、干扰素、胸腺肽等，可作为辅助治疗。

五、护理诊断和医护合作性问题

1. 焦虑

与发现盆腔包块有关。

2. 营养失调：低于机体需要量

与癌症、化疗药物的治疗反应等有关。

3. 预感性悲哀

与切除子宫、卵巢有关。

4. 疼痛

与卵巢肿瘤并发症、瘤蒂扭转有关。

六、计划与实施

（一）预期目标

（1）患者入院 24 小时内自诉焦虑程度减轻。

（2）患者能说出影响营养摄取的原因，并列举应对措施。

（3）患者能用语言表达对丧失子宫及附件的看法，并积极接受治疗过程。

（4）患者在主诉疼痛发作 1 小时内疼痛缓解。

（二）计划与实施

1. 心理支持

针对不同年龄、不同类型的肿瘤给予相应的心理支持，评估患者的焦虑程度，耐心解答患者的问题并讲解病情及治疗方法，安排患者与康复中的病友交谈，分享感受，增强治愈信心。

2. 饮食护理

恶性肿瘤病程长，长期消耗，患者营养状况极差，给予高蛋白、高维生素饮食。并注意患者的进食情况，进食不足或全身营养状况极差者应给予静脉补液。

3. 肿瘤过大或腹部过度膨隆护理

患者不能平卧，应给予半卧位，注意观察血压、脉搏、呼吸的变化。需放腹水者，备好腹腔穿刺包，并协助医生操作。在放腹水过程中，密切观察血压、脉搏、呼吸变化及腹水性状。根据患者情况，可放 3 000 mL 左右，不宜过多，以免发生虚脱，速度不宜过快，放后腹部用腹带包扎，并记录腹水量，观察有无不良反应。

4. 手术护理

除按妇科腹部手术护理外，特殊护理如下。

（1）术前肠道准备：恶性卵巢肿瘤可能发生肠道转移，为方便术中及时切除转移灶并行肠吻合术，肠道准备要充分。术前 4 日开始限制饮食，半流食 2 日，流食 1 日，术前 1 日禁食，静脉补液。术前 3 日开始口服肠道杀菌剂，术前两日口服缓泻剂，术前 1 日清洁灌肠。

（2）术前阴道准备：术前 1 日冲洗阴道两次，冲洗后在宫颈及阴道前后穹隆涂 1%甲紫，起到消毒和术中标记的作用。

（3）术后体位：恶性卵巢肿瘤手术时间长、范围大，常用全身麻醉，术后6小时内去枕平卧，头偏向一侧，血压平稳后改为半卧位以利于盆腔引流，局限炎症反应，并减轻腹部张力。

（4）术后饮食：术后拔除胃肠减压管后可逐步进清流食、流食、少渣半流食及普食，注意进高蛋白、低脂少渣的易消化饮食。

（5）术后性生活的指导：建议患者与丈夫采用握手、抚摸、亲吻等来表达爱意，可进行正常的性生活，但要注意夫妻互相沟通与理解。

5. 化疗护理

目前应用化疗药物是治疗恶性卵巢肿瘤的主要手段，卵巢肿瘤对化疗比较敏感，即使广泛的转移也能取得一定的疗效。手术切除肿瘤后可用化疗预防复发，不能全部切除者，化疗后可暂时缓解，对某些晚期患者肿瘤无法切除，化疗也可使肿瘤变小，为以后手术创造了条件。

目前常用的化疗药有顺铂、环磷酰胺、表柔比星、博来霉素、5-氟尿嘧啶、长春新碱等。化疗方法有单一化疗和联合化疗，全身化疗和区域性化疗。腹腔联合化疗是近年研究最多的区域性化疗。因为恶性卵巢肿瘤转移范围虽广，但基本在腹腔内，腹腔内化疗可使药物以更高的浓度和肿瘤接触，腹腔内的药物浓度可高于全身用药，而肝肾等脏器的浓度则远远低于全身用药，不致对身体其他正常器官和组织造成很大的危害，而且不良反应小。卵巢恶性肿瘤根治手术即放置两根塑料管，一根放置于肝表面横膈下，一根放置于盆腔，从腹壁引出固定。术后肠道功能恢复后，即可从此塑料管灌注化疗药。如果手术时未放置导管，则可行腹腔穿刺放入。化疗的护理同一般化疗患者的护理，腹腔化疗时注意以下4点。

（1）为减轻顺铂对肾的不良反应，化疗期间要"水化"，即大量静脉输液，一定要在尿量每小时大于100 mL后才能给予顺铂。

（2）协助医生进行腹腔穿刺，穿刺成功后先输入大量液体（温生理盐水或5%葡萄糖注射液），及时询问患者有无腹胀、便意，如果患者有便意重并排出水样便，高度怀疑穿刺针进入肠管，应立即通知医生。

（3）为防止呕吐，给化疗药前及化疗结束前半小时给予止吐药。

（4）腹腔化疗期间严密观察患者，必要时给予心电监护。化疗结束后拔针，按压针眼处数分钟防止液体外溢，根据患者体力可协助其翻身，采取头低足高位以利于化疗药在腹腔内分布。

6. 并发症的护理

（1）肿瘤蒂扭转及破裂：肿瘤扭转多发生于中等大小、蒂长、活动度大的肿瘤，扭转后，血液循环发生障碍，可使肿瘤肿胀、出血、坏死、破裂、感染。当出现肿瘤蒂扭转或破裂时，患者突然下腹剧烈疼痛，伴恶心、呕吐，检查时常有下腹肌紧张，因此对卵巢肿瘤患者应严密观察，当发现患者出现以上变化时应配合医师作好手术准备。

（2）感染：应观察体温、腹痛及白细胞计数等情况。当卵巢肿瘤患者出现高热、腹痛及白细胞计数增高时，检查腹部肿块出现压痛应考虑有感染存在，应给予大量抗生素治疗，物理降温，纠正脱水和酸中毒，同时作好手术准备。

7. 妊娠合并卵巢肿瘤的护理

妊娠期卵巢肿瘤容易发生蒂扭转和破裂，故应密切观察有无扭转、破裂及恶变现象。如妊娠早期发现，一般可于妊娠 3 个月后进行手术，此时手术引起流产的可能性较小；妊娠晚期发现，可观察至足月后手术。临产时，如肿瘤不阻碍产道，应严密观察，待分娩后手术。如阻碍产道，应于剖宫产同时切除肿瘤。产褥期须密切观察，一旦出现并发症，立即处理，否则仍可待产褥期后再进行手术切除。

8. 做好随访工作

卵巢非赘生性肿瘤直径<5 cm 者，应每 3~6 个月接受复查，并详细记录。手术后患者根据病理报告结果，良性者术后 1 个月常规复查，恶性肿瘤常辅以化疗。护士应督促、协助患者克服实际困难，努力完成治疗计划以提高疗效。卵巢癌易于复发，需长期进行随访和监测。随访时间：术后 1 年内，每月 1 次；术后第 2 年，每 3 个月 1 次；术后第 3 年，每 6 个月 1 次；3 年以上者，每年 1 次。

9. 健康教育

宣传卵巢癌的高危因素，避免高胆固醇饮食。30 岁以上妇女，每年进行一次妇科检查，高危人群不论年龄大小，最好每半年检查一次。术后常规复查，恶性者辅以化疗、放疗。

七、护理评价

患者自诉焦虑情绪减轻或消失，能用积极方式面对现实；能摄入足够热量，维持化疗前体重；在住院期间能积极配合各种诊治过程。

（董南南）

第八节　外阴癌

一、概述

外阴恶性肿瘤包括许多不同组织结构的肿瘤，约占女性全身恶性肿瘤的 1%，占女性生殖器官恶性肿瘤的 3%~5%，常见于 60 岁以上妇女。其组织类型较多，最常见的是外阴鳞状细胞癌，其他有恶性黑色素瘤、基底细胞癌、汗腺癌、前庭大腺癌以及来自皮下软组织的肉瘤等。由于外阴的特殊生理部位，且肿瘤生长较慢，大多数患者应该在早期得到诊断，但是，事实却相去甚远，原因在于许多患者伴有慢性外阴的炎症、营养不良，患者多羞于就医，同时有些医师缺乏警惕性，不重视外阴部的症状如瘙痒、结节状小赘生物，未做活组织检查明确诊断及对症治疗致使本病迁延，影响了本病的诊治。

二、病因

目前外阴癌的病因尚不清楚，与发病有关的因素有：性传播疾病如尖锐湿疣、单纯性疱疹病毒Ⅱ型（HSV-Ⅱ）感染、淋病、梅毒、人乳头状病毒（HPV）感染尤其是高危型如 HPV-16 型、巨细胞病毒感染、外阴慢性皮肤疾病如外阴上皮瘤样病变。

三、病理

（一）病理变化

原发性外阴癌 95% 为鳞状细胞癌，只有少数为发生于前庭大腺或汗腺的腺癌。外阴癌的癌前病变称为外阴上皮内瘤样病变，包括外阴鳞状细胞上皮内瘤样病变和外阴非鳞状细胞上皮内瘤样病变。外阴上皮瘤样病变分为 3 级：即 VIN Ⅰ级，指轻度外阴不典型增生；VIN Ⅱ级，指中度外阴不典型增生；VIN Ⅲ级，指重度外阴不典型增生及外阴原位癌。

外阴癌约 2/3 发生于大阴唇，约 1/3 发生于小阴唇、阴蒂、会阴及阴道，常为多源性。病变初期多为圆形硬结，少数为乳头状或菜花状赘生物。病变继续发展，可形成火山口状质硬的溃疡或菜花样肿块。

（二）扩散途径

外阴癌的扩散以直接浸润和淋巴转移为主，血行转移多发生在晚期。

1. 直接浸润

发生于外阴部的癌瘤逐渐增大，累及周围的器官，即肿瘤可以沿阴道黏膜蔓延累及阴道、尿道、肛门等，进一步发展可以累及尿道的上段及膀胱，也可以累及肛提肌，甚至直肠黏膜。

2. 淋巴转移

由于外阴有极丰富的淋巴组织，因此，淋巴转移是外阴癌最常见的转移方式。肿瘤通过淋巴管首先到达腹股沟浅淋巴结，随后扩散到深淋巴结，进一步扩散到盆腔淋巴结，然后通过腹主动脉旁淋巴结扩散出去。

3. 血行转移

非常少见，个别的肿瘤可以通过此方式转移，如发生于外阴的黑色素瘤。

（三）分期

目前对于外阴癌采用的分期方法是国际妇产科联盟（FIGO）2009 年修订的最新分期（表6-4）。

表6-4　外阴癌的临床分期（FIGO，2009 年）

FIGO	癌肿累及范围
Ⅰ期	肿瘤局限于外阴
ⅠA	肿瘤局限于外阴和（或）会阴，肿瘤最大直径≤2 cm，伴间质浸润≤1 cm，无淋巴结转移
ⅠB	肿瘤局限于外阴和（或）会阴，肿瘤最大直径≤2 cm 或伴间质浸润>1 cm，无淋巴结转移
Ⅱ期	肿瘤有或无侵犯下列任何部位：下 1/3 尿道，下 1/3 阴道，肛门，但无淋巴结转移
Ⅲ期	肿瘤有或无侵犯下列任何部位：下 1/3 尿道，下 1/3 阴道，肛门，有腹股沟—股淋巴结转移
ⅢA 期	（1）1 个淋巴结转移（≥5 mm） （2）1~2 个淋巴结转移（<5 mm）
ⅢB 期	（1）2 个或以上淋巴结转移（≥5 mm） （2）3 个或以上淋巴结转移（<5 mm）
ⅢC 期	淋巴结阳性伴淋巴结包膜外转移
Ⅳ期	肿瘤侵犯其他区域（上 2/3 尿道、上 2/3 阴道）或远处转移
ⅣA 期	肿瘤累及下列部位 上尿道和（或）阴道黏膜、膀胱黏膜、直肠黏膜或达盆壁 腹股沟—股淋巴结固定或溃疡形成
ⅣB 期	任何远处转移，包括盆腔淋巴结转移

注：浸润深度指肿瘤邻近最表浅真皮乳头的表皮—间质连接处至浸润最深点。

四、护理评估

（一）健康史

外阴癌一般发生在 60 岁以上的老年人。多数有长期外阴瘙痒、外阴营养不良或溃疡、白色病变，由于年龄偏大，患者可能还有慢性高血压、冠心病、糖尿病等内科疾患。

（二）临床表现

1. 外阴瘙痒

是最常见的症状，约 80% 的患者有此症状，且此症状可以持续 5~20 年。

2. 外阴局部结节或肿块

常伴有溃疡及出血，伴有感染时可以有脓性分泌物，有时伴有疼痛。

3. 体征

约 2/3 患者的病灶发生于大阴唇，1/3 发生于小阴唇、阴蒂和后联合等部位。早期的病灶表现为局部出现丘疹、结节或小溃疡，可伴有外阴营养不良；晚期患者表现为局部较大的肿块，伴有不规则的溃疡、疼痛，肿块可固定，常有单侧或双侧淋巴结肿大。

（三）辅助检查

1. 活检

活检是外阴癌唯一可靠的诊断方法。采用 1% 甲苯胺蓝涂色外阴部，待干后再用 1% 醋酸擦洗脱色，在仍有蓝染部位取材做活检或借助阴道镜定位取材活检以提高阳性率。不仅可明确诊断，同时还可了解肿瘤的分化、类型、浸润程度等。

2. 其他

B 超、CT 等检查手段对于远处转移的判断有一定的帮助。

（四）心理—社会评估

外阴癌是恶性肿瘤，病程漫长，早期患者由于忽视而耽误治疗。外阴瘙痒久治不愈，患者既渴望得到彻底治疗，又对恶性肿瘤感到恐惧和绝望，同时对能否手术、手术是否安全、术后外阴残缺、术后性生活等问题十分忧虑。

（五）治疗

目前外阴癌的治疗是以手术为主，辅以放疗和化疗。

1. 手术治疗

外阴癌的主要治疗手段是阴式手术治疗，传统的治疗方法是行外阴广泛切除、腹股沟淋巴结切除（包括深浅淋巴结），必要时行盆腔淋巴结切除。这是外阴癌的经典式式，但是，如此广泛的手术范围会给患者带来许多生理、心理上的不便和障碍，因此，目前的发展趋势是根据肿瘤的特点、预后因素等进行个体化处理。个体化处理主要表现在外阴切口的选择、腹股沟淋巴结的切除、盆腔淋巴结的手术等方面。

Ⅰ期：ⅠA 期外阴局部切除术（切缘距肿瘤 2~3 cm，单侧病变者）或单纯外阴切除术（多病灶者），腹股沟淋巴结切除术；ⅠB 期病灶位于一侧，外阴广泛切除术及病灶同侧腹股沟淋巴结切除术。Ⅱ期：外阴广泛切除术，并切除受累的尿道、阴道及双侧腹股沟淋巴结切除术。Ⅲ期：同Ⅱ期，并行部分下尿道、阴道与肛门皮肤切除术及双侧腹股沟淋巴结切除术。Ⅳ期：除外阴广泛切除术、双侧腹股沟淋巴结切除术外，分别根据膀胱、上尿道或直肠受累情况选作相应切除术（如盆腔廓清术）。

2. 放疗

外阴鳞癌虽然对放疗敏感，但外阴正常组织对放射线耐受性差，放疗后局部组织坏死、溃疡形成，难以愈合；即使愈合，留下瘢痕，以致影响外阴的外观，因此外阴癌的放疗受到一定的限制。现对外阴癌放疗的指征为：①不能手术的病例，如手术危险性大，癌灶广泛不可能切净或切除困难；②晚期病例，先采用放疗，待癌灶缩小后，再行较保守的手术；③复发可能性大的病例，如淋巴结转移，手术切缘有癌细胞残留者，病灶靠近尿道、直肠近端，既要保留这些部位，又要彻底切除病灶者。放疗采用体外放疗和用放射针行组织间质内插植治疗。

3. 化疗

抗癌药可作为较晚期癌或复发癌的综合治疗手段，常用药物有阿霉素、铂类、博来霉素、氟尿嘧啶和氮芥类等。为提高局部药物浓度，也可采用盆腔动脉灌注给药。

五、护理诊断和医护合作性问题

1. 疼痛

与晚期癌肿侵犯神经、血管和淋巴系统有关。

2. 恐惧

与外阴癌对生命的威胁及不了解治疗方法及后果有关。

3. 有感染的危险

与手术创面靠近肛门易被细菌污染有关。

4. 身体形象紊乱

与术后性器官残缺有关。

5. 性功能障碍

与外阴切除术后阴道狭窄造成性交疼痛有关。

六、计划与实施

（一）预期目标

（1）患者疼痛程度逐渐减轻。

（2）患者恐惧减轻，对治疗充满信心，并能积极主动配合治疗。

（3）患者在住院期间手术部位不发生感染。

（4）患者能接受身体形象的改变。

（5）患者与丈夫讨论性的问题，通过性方式的改变获得性满足。

（二）护理措施

1. 术前护理

除按一般外阴、阴道手术患者准备以外，外阴癌患者术前应进行详细的全面身体状况评估，积极纠正各种内科并发症，完善各项检查。另外，除生理的照顾外，在心理上，因为外阴切除术直接影响生殖器官，所以对患者而言手术有身体完整性的破坏和心理上对缺失器官的失落感，应协助患者接受手术造成的身体改变。同时，手术对性欲的影响也相当重要，手术所造成的破坏，会导致患者对身体形象的扭曲而影响性功能，身体的改变如阴蒂切除术会使患者失去性高潮的能力，手术后可能阴道口狭窄而导致性交困难或疼痛，故需给患者充分的心理支持及性生活方面的指导。

2. 术后护理

除按一般外阴、阴道手术患者护理以外，还应注意以下 7 点。

（1）术后患者取平卧位，双下肢外展屈膝，膝下垫软枕以利静脉血和淋巴液回流。卧床时间长者注意翻身，皮肤护理。

（2）减轻疼痛：麻醉作用消失后，患者感到伤口疼痛，术后 24 小时最明显，会阴部神经末梢丰富，对疼痛更为敏感，应遵医嘱及时准确给予足量镇痛药。

（3）伤口护理：外阴切除术后伤口加压包扎 24 小时，因创面分泌物较多，应及时更换湿敷料，双侧腹股沟及会阴部切口放置引流管，注意观察伤口敷料情况和引流物的量、性状，皮肤有无红、肿、热、痛等感染征象以及皮肤温度、颜色等移植皮瓣的愈合情况。加压包扎取下后，尽量保持外阴部干燥，可用支被架将下身被盖支起，使空气流通，也可用吹风机向外阴部吹冷风，每日 2 次，每次 20 分钟。每日用无菌生理盐水擦拭外阴及肛门 2 次，大小便后随时冲洗。

（4）大小便护理：术后多需留置尿管，长期开放 3~10 日，期间鼓励并协助患者多饮水，保持尿管通畅，观察尿量、尿色，拔尿管前 2 日训练膀胱功能。术后 5 日可于睡前口服食用油 30 mL，每日 1 次，连服 3 日，使大便软化易于排出，避免用力排便引起伤口出血。

（5）饮食：术后反应小，第 2 日可进半流食，拆线后改普食。

（6）外阴伤口 5 日拆线，腹股沟伤口 7 日拆线。

（7）术后鼓励患者与丈夫交流感情，给予性生活的指导，使双方获得性满足。

3. 提供外照射皮肤的护理

外阴癌患者接受外照射多在照射后 8~10 日出现皮肤放疗反应，进行相应的护理。

4. 化学护理

对于化疗者进行相应的化疗护理。

（三）健康教育

外阴癌根治术后 3 个月需复诊，全面检查术后恢复情况，包括放疗效果、反应及有无肿瘤复发的征象。

七、护理评价

患者表示疼痛程度逐渐减轻；恐惧减轻，对治疗充满信心；在住院期间无感染发生；口头表达能够适应身体形象改变；与丈夫性生活满意。

（李慧英）

第七章

产科疾病护理

第一节　自然流产

妊娠不足 28 周，胎儿体重不足 1 000 g 而终止者称为流产。妊娠 12 周末前终止者称为早期流产，妊娠 13 周至不足 28 周终止者称为晚期流产。流产分为自然流产和人工流产。自然因素所致的流产称为自然流产，应用药物或手术等人为因素终止妊娠者称为人工流产。自然流产的发生率占全部妊娠的 31%，其中早期流产占 80% 以上。本节仅阐述自然流产。

一、病因

导致流产的原因很多，主要有以下 4 个方面。

1. 胚胎因素

胚胎染色体异常是自然流产的最常见原因。在早期自然流产中有 50%~60% 的妊娠产物存在染色体异常。夫妇任何一方有染色体异常均可传至子代，导致流产或反复流产。染色体异常包括数目异常和结构异常。

（1）染色体数目异常：如三体、X 单体、三倍体、四倍体等，其中以三体最常见，其次是 X 单体。

（2）染色体结构异常：如染色体易位、断裂、缺失等。染色体异常的胚胎多发生流产，很少继续发育成胎儿。若发生流产，排出物多为空囊或为已经退化的胚胎。即使少数存活，生后可能为畸形胎儿或有代谢及功能缺陷。

2. 母体因素

（1）全身性疾病：严重感染、高热可刺激子宫收缩引发流产；某些细菌和病毒毒素经胎盘进入胎儿血液循环，导致胎儿感染、死亡而发生流产；孕妇患心力衰竭、严重贫血、高血压、慢性肾炎等疾病，均可影响胎盘循环而致胎儿缺氧，发生流产。

（2）生殖器官异常：先天性子宫畸形如双子宫、单角子宫、子宫纵隔等，子宫黏膜下肌瘤、较大的壁间肌瘤及宫腔黏连均可影响胚胎组织着床发育而导致流产。宫颈裂伤、宫颈内口松弛等功能不全也可导致胎膜破裂发生晚期自然流产。

（3）免疫功能异常：母体对胚胎的免疫耐受是胎儿在母体内生存的基础。母体妊娠后母儿双方免疫不适应，胚胎或胎儿可受到排斥而发生流产。此外，母儿血型不合、胎儿抗原、母体抗磷脂抗体过多、抗精子抗体等因素，也常导致早期流产。

（4）创伤刺激与不良习惯：妊娠期腹部或子宫受到撞击、挤压或尖锐物刺伤，以及过度的恐惧、忧伤、焦虑等情感创伤均可导致流产；过量吸烟、酗酒等不健康生活方式也与流产相关。

3. 胎盘因素

滋养细胞发育和功能异常是胚胎早期死亡的重要原因，此外，前置胎盘、胎盘早剥等可致胎盘血液循环障碍、胎儿死亡，从而发生流产。

4. 环境因素

砷、铅、甲醛、苯、氧化乙烯等化学物质的过多接触，高温、噪声以及放射线的过量暴露，均可直接或间接对胚胎或胎儿造成损害，导致流产。

二、病理

流产过程是妊娠产物逐渐与子宫壁剥离，直至排出子宫的过程。早期妊娠时，胎盘绒毛发育尚不成熟，与子宫蜕膜联系还不牢固，故妊娠8周前的流产，妊娠产物多数可以完全从子宫壁剥离而排出，出血不多。妊娠8～12周时，胎盘绒毛发育茂盛，与底蜕膜联系较牢固，若此时发生流产，妊娠产物往往不易完全剥离排出，常有部分组织残留宫腔内影响子宫收缩，出血较多。妊娠12周后，胎盘已完全形成，流产时往往先有腹痛，然后排出胎儿、胎盘。有时由于底蜕膜反复出血，凝固血块包绕胎块，形成血样胎块稽留于宫腔内，血红蛋白因逐渐被吸收，形成肉样胎块或纤维化与子宫壁黏连。偶有胎儿被挤压，形成纸样胎儿或钙化形成石胎。

三、临床表现

主要表现为停经及停经后阴道流血和腹痛。

1. 停经

大部分自然流产患者都有明显的停经史、早孕反应。但是，早期流产时发生的阴道流血有时候难以与月经异常鉴别，因此常无明显的停经史，要结合其他病史及 HCG、超声等做出明确诊断。

2. 阴道流血和腹痛

早期流产时常先出现阴道流血，后又腹痛，而且全程均有阴道流血。晚期流产的临床过程与早产及足月产相似，表现为先出现腹痛，经过阵发性子宫收缩，排出胎儿及胎盘，后出现阴道流血。

四、临床类型及治疗

自然流产的临床过程简示如下（图7-1）。

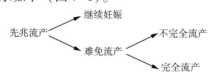

图7-1 自然流产的临床过程

1. 先兆流产

（1）临床表现：停经后先出现少量阴道流血，少于月经量，继之常出现阵发性下腹痛或腰坠痛。妇科检查：宫颈口未开，胎膜未破，妊娠产物未排出，子宫大小与停经周数相符。经休息及治疗后，若阴道流血停止或腹痛消失，可继续妊娠；若阴道流血量增多或下腹痛加剧，则可发展为难免流产。

（2）治疗：卧床休息，禁忌性生活。对精神紧张者，可给予少量对胎儿无害的镇静剂。对黄体功能不足的患者，可遵医嘱给与黄体酮保胎治疗。甲状腺功能低下者可口服小剂量甲状腺片。治疗期间，需要观察患者症状及检验结果变化，必要时进行超声检查明确胎儿发育情况，避免盲目保胎。

2. 难免流产

（1）临床表现：由先兆流产发展而来，指流产已不可避免。表现为阴道流血量增多，阵发性下腹痛加重或出现阴道流液（胎膜破裂）。妇科检查：宫颈口已扩张，有时可见胚胎组织或胎囊堵塞于宫颈口内，子宫大小与停经周数相符或略小。此时宫缩逐渐加剧，继续进展妊娠组织可能部分或完全排出，发展为不完全或完全流产。

（2）治疗：一旦确诊，应尽早使胚胎及胎盘组织完全排出，以防止出血和感染。阴道流血过多者，完善化验检查，必要时进行输血、输液、抗休克治疗，出血时间较长者，应给予抗生素预防感染。

3. 不全流产

（1）临床表现：由难免流产发展而来，指妊娠产物已部分排出体外，尚有部分残留于宫腔内。由于宫腔内残留部分妊娠产物，影响子宫收缩，致使子宫出血持续不止，甚至因流血过多而发生失血性休克。妇科检查：宫颈口已扩张，不断有血液自宫颈口流出，有时尚可见胎盘组织堵塞于宫颈口或部分妊娠产物已排出于阴道内，部分仍留在宫腔内，子宫小于停经周数。

（2）治疗：一经确诊，应在输液、输血条件下尽快行刮宫术或钳刮术，使宫腔内残留的胚胎或胎盘组织完全排出。

4. 完全流产

（1）临床表现：指妊娠产物已全部排出，阴道流血逐渐停止，腹痛逐渐消失。妇科检查：宫颈口已经关闭，子宫接近正常大小。

（2）治疗：如没有感染征象，一般不需要处理。可行超声检查，明确宫腔内有无残留。

5. 稽留流产

（1）指胚胎或胎儿已死亡滞留在宫腔内尚未自然排出者，又称过期流产，胚胎或胎儿死亡后子宫不再增大反而缩小，早孕反应消失。若已至中期妊娠，孕妇腹部不见增大，胎动消失。妇科检查：宫颈口未开，子宫较停经周数小，质地不软，未闻及胎心。

（2）治疗：及时促使胎儿及胎盘排出，以防止死亡的胎儿及胎盘组织在宫腔内稽留过久，而导致严重凝血功能障碍及 DIC，引发严重出血。处理前应检查血常规、出凝血时间、血小板计数等，并做好输血准备。

6. 复发性流产（RSA）

（1）指同一性伴侣连续发生 3 次及 3 次以上的自然流产。近年来有学者认为连续 2 次自然流产称为复发性自然流产。患者每次流产多发生在同一妊娠月份，临床经过与一般流产相同。早期流产的常见原因为胚胎染色体异常、黄体功能不足、甲状腺功能低下等。晚期流产的常见原因为子宫肌瘤、子宫畸形、宫腔黏连、宫颈内口松弛等。

（2）治疗：以预防为主，男女双方在受孕前应进行详细检查。

7. 感染性流产

流产过程中，若阴道流血时间过长、有组织残留于宫腔内或非法堕胎等，有可能引起宫腔内感染，严重时感染可扩展到盆腔、腹腔乃至全身，并发盆腔炎、腹膜炎、败血症及感染性休克等，常为厌氧菌及需氧菌混合感染。

五、护理评估

1. 健康史

停经、阴道流血和腹痛是自然流产孕妇的主要症状。护士需要详细询问孕妇的停经史以及早孕反应情况；阴道流血的持续时间与阴道流血量；有无腹痛及腹痛的部位、性质和程度。此外，还需要了解有无阴道水样排液，排液的量、色以及有无臭味，有无妊娠产物排出等。对于既往史，需要全面了解孕妇在妊娠期间有无全身性疾病、生殖器官疾病、内分泌功能失调以及有无接触有害物质等，以识别发生自然流产的诱因。

2. 身心状况

流产孕妇可因出血过多而出现失血性休克或因出血时间过长、宫腔内有组织残留而发生感染，因此，护士需要全面评估孕妇的各项生命体征，以判断流产的不同类型，尤其注意与贫血和感染相关的征象。

流产孕妇的心理状况常表现为焦虑和恐惧。孕妇对阴道流血常会不知所措，甚至将其过度严重化。同时胚胎和胎儿的健康也直接影响孕妇的情绪，孕妇可能表现为伤心、郁闷、烦躁不安等。

3. 相关检查

（1）妇科检查：需要在消毒条件下进行妇科检查，以进一步了解宫颈口是否扩张，羊膜是否破裂，有无妊娠产物堵塞于宫颈口；子宫大小与停经周数是否相符，有无压痛等，同时需要检查双侧附件有无肿块、增厚以及压痛等。

（2）实验室检查：连续动态检测血 β-HCG、孕激素以及 hPL 的变化，以利于妊娠诊断和预后判断。

（3）B超检查：超声显像可显示有无胎囊、胎动、胎心音等，利于诊断和鉴别流产及其类型，指导正确处理。

六、护理诊断/合作性问题

1. 焦虑
与担心胎儿健康等因素相关。

2. 有感染的危险
与阴道流血时间过长、宫腔内有组织残留等因素相关。

七、护理目标

（1）先兆流产的孕妇能积极配合保胎措施，继续妊娠。

（2）出院时，护理对象无感染征象。

八、护理措施

对于不同类型的流产孕妇，治疗原则不同，护理措施也有差异。护士在全面评估孕妇身心状况的基础上，综合孕妇的病史、检查及诊断，明确治疗原则，认真执行医嘱，积极配合医师为流产孕妇进行诊治，并提供相应的护理措施。

1. 先兆流产孕妇的护理

先兆流产的孕妇需要卧床休息、禁止性生活、禁忌灌肠等，以减少各种刺激。护士除了为其提供生活护理外，常需要遵医嘱给予孕妇适量的镇静剂、孕激素等，随时评估孕妇的病情变化，如是否有腹痛加重、阴道流血量增多等。同时，孕妇的情绪状态常会影响保胎效果，护士要注意观察孕妇的情绪变化，加强心理护理，稳定孕妇情绪，增强保胎信心。此外，护士需要向孕妇及家属讲明上述保胎措施的必要性，以取得孕妇及家属的理解和配合。

2. 妊娠不能再继续者的护理

护士要积极采取措施，及时做好终止妊娠的准备，积极协助医师完成手术过程，使妊娠产物完全排出子宫，同时要打开静脉通道，做好输液、输血准备。并严密监测孕妇的血压、脉搏、体温，观察面色、腹痛、阴道流血以及与休克有关的征象。有凝血功能异常者应予以及时纠正，然后再行引产或手术。

3. 预防感染

护士需监测患者的体温、血象以及阴道流血，阴道分泌物的性质、颜色、气味等，严格执行无菌操作，加强会阴部护理。指导孕妇使用消毒会阴垫，保持会阴清洁，维持良好的卫生习惯。当护士发现感染征象应及时报告医师，并按医嘱进行抗感染处理。此外，护士还应嘱患者流产后1个月返院复查，确定无禁忌证后，方可开始性生活。

4. 健康教育

患者常因失去胎儿，表现出伤心、悲哀等情绪反应。护士应给予同情和理解，帮助患者和家属接受现实，顺利度过悲伤期。同时，护士还应与孕妇及家属共同讨论此次流产的原因，并向他们讲解流产的相关知识，帮助他们为再次妊娠做好准备。有复发性流产史的孕妇在下一次妊娠确诊后应卧床休息，加强营养，禁止性生活，补充维生素 C、维生素 B、维生素 E 等，治疗期必须超过以往发生流产的妊娠月份。病因明确者，应积极接受对因治疗，如黄体功能不足者，按医嘱正确使用黄体酮治疗以预防流产；子宫畸形者需在妊娠前先行矫治手术，例如，宫颈内口松弛者应在未妊娠前做宫颈内口松弛修补术，如已妊娠，可在妊娠14～16 周行子宫内口缝扎术。

九、护理评价

（1）先兆流产孕妇配合保胎治疗，可继续妊娠。
（2）出院时，护理对象体温正常，血红蛋白及白细胞数正常，无出血、感染征象。

（章轶闻　翟欢愜）

第二节　异位妊娠

正常妊娠时，受精卵着床于子宫体腔内膜。受精卵在子宫体腔以外着床发育称为异位妊娠，习称宫外孕。异位妊娠和宫外孕的含义稍有不同，异位妊娠包括输卵管妊娠、卵巢妊娠、宫颈妊娠、腹腔妊娠、阔韧带妊娠等；宫外孕则仅指子宫以外的妊娠，不包括宫颈妊娠。因此，异位妊娠的含义更为确切而科学。异位妊娠中最常见的是输卵管妊娠（占90%～95%）。本节主要阐述输卵管妊娠。

输卵管妊娠是妇产科常见的急腹症之一，当输卵管妊娠流产或破裂时，可出现严重的腹腔内出血，若不及时诊断和积极抢救，可危及患者生命。输卵管妊娠按其发生部位不同，分为间质部妊娠、峡部妊娠、壶腹部妊娠和伞部妊娠（图7-2）。其中，以壶腹部妊娠最常见，占75%～80%，其次为峡部妊娠，伞部妊娠及间质部妊娠较少见。

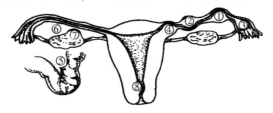

图7-2　异位妊娠的发生部位

①输卵管壶腹部妊娠；②输卵管峡部妊娠；③输卵管伞部妊娠；④输卵管间质部妊娠；⑤腹腔妊娠；⑥阔韧带妊娠；⑦卵巢妊娠；⑧宫颈妊娠

一、病因

1. 输卵管异常

（1）输卵管炎症：是输卵管妊娠的主要病因。包括输卵管黏膜炎和输卵管周围炎。慢性炎症可使输卵管管腔黏膜皱襞黏连，管腔变窄或输卵管与周围组织黏连，输卵管扭曲，管腔狭窄，管壁蠕动减弱，从而妨碍受精卵的顺利通过和运行。

（2）输卵管发育不良或功能异常：输卵管过长、肌层发育差、黏膜纤毛缺乏、双输卵管、输卵管憩室或有副伞等发育不良，可成为输卵管妊娠的原因。输卵管功能包括蠕动、纤毛活动以及上皮细胞的分泌，受女性雌、孕激素的调节，若调节失败，可干扰受精卵的正常运行。此外，精神因素可引起输卵管痉挛、蠕动异常，影响受精卵的正常运送。

（3）输卵管手术：曾患过输卵管妊娠的妇女，再次发生输卵管妊娠的可能性较大。由于原有的输卵管病变或手术操作的影响，不论何种手术（输卵管切除或保守性手术）后再次输卵管妊娠的发生率为10%～20%。

2. 受精卵游走

卵子在一侧输卵管受精，受精卵经宫腔（内游走）或腹腔（外游走）进入对侧输卵管，称为受精卵游走。受精卵由于移行时间过长，发育增大，即可在对侧输卵管内着床发育形成输卵管妊娠。

3. 辅助生殖技术

近年来，由于辅助生殖技术的应用，在使大多数的不孕女性受益的同时，输卵管妊娠的发生率也相应增加，如宫颈妊娠、卵巢妊娠以及腹腔妊娠的发生率增加。

4. 放置宫内节育器（IUD）

放置宫内节育器与输卵管妊娠发生的关系已引起国内外重视。随着IUD的广泛应用，输卵管妊娠的发生率增高，其原因可能是由于使用 IUD 后的输卵管炎症所致。但最近研究表明：IUD 本身并不增加输卵管妊娠的发生率，但若 IUD 避孕失败而受孕时，则发生输卵管妊娠的机会较大。

5. 其他

子宫内膜异位症、内分泌失调、神经精神功能紊乱以及吸烟等可增加受精卵着床于输卵管的可能性。

二、病理

1. 输卵管妊娠结局

受精卵着床于输卵管时，由于输卵管管腔狭窄，管壁薄，蜕膜形成差，受精卵植入后，输卵管不能适应胚胎或胎儿的生长发育，因此，当输卵管妊娠发展到一定程度，即可发生以下结局。

（1）输卵管妊娠流产：多见于妊娠 8~12 周的输卵管壶腹部妊娠。受精卵着床、种植在输卵管黏膜皱襞内，由于输卵管妊娠时管壁蜕膜形成不完整，发育中的囊胚常向管腔突出，终于突破包膜而出血，囊胚与管壁分离（图 7-3），若整个囊胚剥离掉入管腔并经输卵管逆蠕动经伞端排出到腹腔，形成输卵管完全流产，出血一般不多。若囊胚剥离不完整，妊娠产物部分排出到腹腔，部分尚附着于输卵管壁，则形成输卵管不全流产，滋养细胞继续生长侵蚀输卵管壁，导致反复出血，形成输卵管血肿或输卵管周围血肿。由于输卵管肌壁薄，收缩力差，不易止血，血液不断流出，积聚在直肠子宫陷凹形成盆腔血肿，量多时甚至流入腹腔，出现腹膜刺激症状，甚至引起休克。

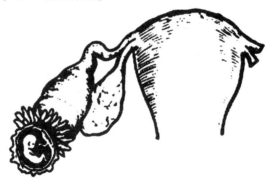

图 7-3 输卵管妊娠流产

（2）输卵管妊娠破裂：多见于妊娠 6 周左右的输卵管峡部妊娠。受精卵着床于输卵管黏膜皱襞间，随着囊胚生长发育，绒毛向管壁方向侵蚀肌层及浆膜，最后穿透浆膜，形成输卵管妊娠破裂（图 7-4）。由于输卵管肌层血管丰富，输卵管妊娠破裂所致的出血较输卵管妊娠流产严重，短期内可出现大量腹腔内出血，也可表现为反复出血，在盆腔或腹腔内形成血肿甚至发生休克，处理不及时可危及生命。

输卵管间质部是自子宫角部延续而来，肌层较厚，血供丰富。输卵管间质部妊娠时，受精卵在此着床并发育，妊娠往往可持续至 3~4 个月破裂，一旦破裂，出血凶猛，症状极为严重。

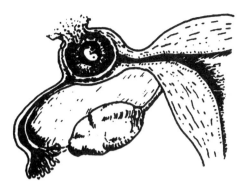

图 7-4　输卵管妊娠破裂

（3）陈旧性异位妊娠：输卵管妊娠流产或破裂后，未及时治疗或者出血逐渐停止，病情稳定，时间过久，胚胎死亡或被吸收。长期反复出血形成的盆腔血肿机化变硬，并与周围组织黏连，临床上称为"陈旧性宫外孕"。

（4）继发性腹腔妊娠：输卵管妊娠流产或破裂后，胚胎从输卵管排到腹腔或阔韧带内，由于失去营养，多数死亡，偶尔存活者，绒毛组织重新种植而获得营养，胚胎继续发育形成继发性腹腔妊娠。若破口在阔韧带内，可发展为阔韧带妊娠。

2. 子宫的变化

输卵管妊娠和正常妊娠一样，由滋养细胞产生 HCG 维持黄体生长，月经停止来潮，子宫血供增加，增大变软，但子宫增大与停经月份不相符。子宫内膜也受滋养细胞产生的 HCG 影响而发生蜕膜反应，但蜕膜下海绵层及血管系统发育较差，当胚胎受损或死亡，滋养细胞活力下降或消失，蜕膜自宫壁剥离，组织学检查未见绒毛、无滋养细胞，此时 HCG 下降。输卵管妊娠时，子宫内膜有时可见高度分泌反应或 Arias Stella（A-S）反应。镜下可见 A-S 反应：腺上皮细胞增大，核深染，突入腺腔，胞质富含空泡。

三、临床表现

输卵管妊娠的临床表现与受精卵着床部位、有无流产或破裂、出血量多少以及出血时间长短等有关。

1. 停经

月经周期规律的女性，一般有 6~8 周的停经史，间质部妊娠停经时间可更长。部分患者月经延迟几日即出现阴道不规则流血时，常被误认为月经来潮，而无停经史主诉。有 20%~25% 的患者无明显停经史。

2. 腹痛

是输卵管妊娠患者就诊的主要症状，95% 以上输卵管妊娠患者以腹痛为主诉。输卵管妊娠流产或破裂前，患者多表现为一侧下腹部隐痛或酸胀感。当发生流产或破裂时，患者突感一侧下腹部撕裂样疼痛，常伴有恶心、呕吐。若血液积聚在直肠子宫陷凹，可出现肛门坠胀感（里急后重）；出血多时可流向全腹而引起全腹疼痛，刺激膈肌可引起肩胛放射性疼痛。腹痛可出现于阴道流血前或后，也可与阴道流血同时发生。

3. 阴道流血

胚胎死亡后，常有不规则阴道流血，黯红色，量少或淋漓不尽。部分患者阴道流血量较多，似月经量，约 50% 患者为大量阴道流血。阴道流血提示胚胎受损或已死亡，HCG 下降，卵巢黄体分泌的激素难以维持蜕膜生长而发生剥离出血，并伴有蜕膜碎片或管型排出。当输卵管妊娠病灶去除后，阴道流血方能停止。

4. 晕厥与休克

其严重程度与腹腔内出血速度及出血量成正比，与阴道出血量不成正比。由于腹腔内急性出血及剧烈腹痛，轻者出现晕厥，重者发生失血性休克。间质部妊娠一旦破裂，常因出血量多而发生严重休克。

5. 腹部包块

当输卵管妊娠流产或破裂所形成的血肿时间较久者，因血液凝固，逐渐机化变硬，并与周围组织或器官（如子宫、输卵管、卵巢、肠管或大网膜等）发生黏连形成包块，包块较大或位置较高者，可于腹部扪及。

四、治疗

以手术治疗为主，其次为药物治疗。

1. 手术治疗

可行腹腔镜手术或开腹手术。根据患者情况，行患侧输卵管切除术或者保留患侧输卵管功能的保守性手术。严重内出血并发休克者，应在积极纠正休克、补充血容量的同时，迅速手术抢救。

2. 药物治疗

近年来用化疗药物甲氨蝶呤等方法治疗输卵管妊娠，已有成功的报道。治疗机制是抑制滋养细胞增生、破坏绒毛，使胚胎组织坏死、脱落、吸收。但在治疗中若有严重内出血征象或疑有输卵管间质部妊娠或胚胎继续生长时应及时进行手术治疗。根据中医辨证论治方法，合理运用中药或用中西医结合的方法，对输卵管妊娠进行保守治疗也已取得显著成果。

五、护理评估

1. 健康史

仔细询问月经史，准确推断停经时间。注意不要因为月经仅过期几日而误认为不是停经；不要将不规则阴道流血误诊为末次月经。此外，对于不孕、盆腔炎、放置宫内节育器、绝育术、输卵管复通术等与发病相关的高危因素应予以高度重视。

2. 身心状况

输卵管妊娠流产或破裂前，症状和体征不明显。当患者腹腔内出血较多时可表现为贫血貌，重者可出现面色苍白，四肢湿冷，脉快、弱、细，血压下降等休克症状。下腹有明显压痛、反跳痛，尤以患侧为重，肌紧张不明显，叩诊有移动性浊音。血液凝固后下腹部可触及包块。体温多正常，出现休克时体温略低，腹腔内血液吸收时体温略升高，但一般不超过38 ℃。

输卵管妊娠流产或破裂后，腹腔内急性大量出血、剧烈腹痛以及妊娠终止的现实都将使孕妇出现较为激烈的情绪反应，表现出哭泣、自责、无助、抑郁以及恐惧等行为。

3. 相关检查

（1）腹部检查：输卵管妊娠流产或破裂者，下腹部有明显压痛和反跳痛，尤以患侧为重，轻度肌紧张；出血多时，叩诊有移动性浊音；出血时间较长时，形成凝血块，可在下腹部触及软性肿块。

（2）盆腔检查：输卵管妊娠流产或破裂者，除子宫略大较软外，仔细检查仅可能触及增粗的输卵管伴轻度压痛。输卵管妊娠流产或破裂者，阴道后穹隆饱满，明显触痛。将宫颈轻轻上抬或者左右摇动时引起下腹剧烈疼痛，称为宫颈举摆痛，是输卵管妊娠的重要体征之一。腹腔内出血多时检查子宫呈漂浮感。

（3）阴道后穹隆穿刺：是一种简单可靠的诊断方法，适用于疑有腹腔内出血的患者。由于腹腔内血液最易积聚于子宫直肠陷凹，即使血量不多，也能经阴道后穹隆穿刺抽出。用长针头自阴道后穹隆刺入子宫直肠陷凹，抽出黯红色不凝血为阳性，如抽出血液色较红，放置 10 分钟内凝固，表明误入血管。若无内出血、内出血量少、血肿位置较高或者子宫直肠陷凹有黏连时，可能抽不出血液，因此，后穹隆穿刺阴性不能排除输卵管妊娠存在。如有移动性浊音，可做腹腔穿刺。

（4）妊娠试验：放射免疫法检测血中 β-HCG，尤其是动态观察血 β-HCG 的变化对异位妊娠的诊断极为重要。此方法灵敏度高，测出异位妊娠的阳性率一般可达 80%～90%，但 β-HCG 阴性者仍不能完全排除异位妊娠。

（5）超声检查：B 超显像有助于异位妊娠的诊断。阴道 B 超检查较腹部 B 超检查准确性高。早期输卵管妊娠的诊断，仅凭 B 超显像有时可能误诊。若能结合临床表现和 β-HCG 测定等，对诊断的帮助很大。

（6）腹腔镜检查：适用于输卵管妊娠尚未流产或破裂的早期患者及诊断困难的患者。腹腔内大量出血或伴有休克者，禁做腹腔镜检查。早期异位妊娠患者，腹腔镜可见一侧输卵管肿大，表面紫蓝色，腹腔内无出血或仅有少量出血。

（7）子宫内膜病理检查：目前此方法的临床应用明显减少，主要适用于阴道流血量较多的患者，目的在于排除同时合并宫内妊娠流产。将宫腔排出物或刮出物送检病理检查，切片中见到绒毛，可诊断为宫内妊娠，仅见蜕膜未见绒毛者有助于异位妊娠诊断。

六、护理诊断/合作性问题

1. 恐惧
与担心手术失败有关。
2. 潜在并发症
出血性休克。

七、护理目标

（1）患者休克症状得以及时发现并缓解。
（2）患者能以正常心态接受此次妊娠失败的现实。

八、护理措施

1. 手术治疗患者的护理
对于接受手术治疗的患者护理要做到以下 2 点。
（1）积极做好术前准备：腹腔镜手术是近年来治疗输卵管妊娠的主要方法，多数输卵管妊娠可在腹腔镜直视下，穿刺输卵管的妊娠囊吸出部分囊液或者切开输卵管吸出胚胎，并注入药物；也可以行输卵管切除术。护士在严密监测患者生命体征的同时，积极配合医师纠正患者休克症状，做好术前准备。对于严重内出血并出现休克的患者，护士应立即开放静脉，交叉配血，做好输血、输液准备，以便配合医师积极纠正休克、补充血容量，并按急诊手术要求迅速做好术前准备。

（2）提供心理支持：术前，护士需简洁明了地向患者和家属讲明手术的必要性，并以亲切的态度和切实的行动获得患者及家属的信任，同时，保持周围环境安静、有序，减少和消除患者的紧张、恐惧心理，协助患者接受手术治疗方案。术后，护士应帮助患者以正常的心态接受此次妊娠失败的现实，并向患者讲述输卵管妊娠的相关知识，既可以减少因害怕输卵管妊娠再次发生而抵触妊娠的不良情绪，也可以增加和提高患者的自我保健意识。

2. 非手术治疗患者的护理

对于接受非手术治疗方案的患者，护士应从以下 4 个方面加强护理。

（1）严密观察病情：护士应密切观察患者的一般情况、生命体征，重视患者的主诉，尤应注意阴道流血量与腹腔内出血量不成比例，当阴道流血量少时，不要误认为腹腔内出血量也很少。护士应告诉患者病情发展的一些指征，如出血增多、腹痛加剧、肛门坠胀感明显等，以便当患者病情发展时，医患均能及时发现，并给予相应的处理。

（2）加强化疗的护理：化疗一般采用全身用药，也可采用局部用药。用药期间，需要 β-HCG 测定和 B 超进行严密监护，并注意观察患者的病情变化及药物的不良反应。常用药物有甲氨蝶呤。其治疗机制是抑制滋养细胞增生、破坏绒毛，从而使胚胎组织坏死、脱落、吸收。不良反应小，可表现为消化道反应，骨髓抑制以白细胞下降为主，有时可出现轻微肝功能异常、药物性皮疹、脱发等，但大部分反应是可逆的。

（3）指导患者休息与饮食：患者需卧床休息，避免增加腹压，从而减少输卵管妊娠破裂的机会。在患者卧床期间，护士需要提供相应的生活护理。此外，护士还需要指导患者摄取足够的营养物质，尤其是富含铁蛋白的食物，如鱼肉、动物肝脏、豆类、绿叶蔬菜及黑木耳等，可促进血红蛋白的增加，增强患者的抵抗力。

（4）监测治疗效果：护士应协助患者正确留取血液标本，以监测治疗效果。

3. 出院指导

输卵管妊娠的预后在于防止输卵管的损伤和感染，因此护士需做好妇女的健康教育工作，以防止盆腔感染的发生。教育患者保持良好的卫生习惯，勤洗浴、勤换衣，稳定性伴侣。发生盆腔炎后须立即彻底治疗，以免延误病情。此外，由于输卵管妊娠约有 10% 的再发生率和 50%~60% 的不孕率，因此，护士需要告诫患者下次妊娠时要及时就医，同时不要轻易终止妊娠。

九、护理评价

（1）患者的休克症状得以及时发现并纠正。

（2）患者消除了恐惧心理，愿意接受手术治疗。

（孙　冠　陈美玲）

第三节　早产

早产（PTL）是指妊娠满 28 周至不足 37 周（196~258 日）分娩者。此时娩出的新生儿叫早产儿，体重多小于 2 500 g，各器官发育尚不成熟。据统计，约 70% 的围产儿死亡是由于早产，而且，早产儿中约有 15% 于新生儿期死亡。因此，防止早产是降低围生儿死亡率的重要措施之一。

一、病因

1. 孕妇因素

（1）孕妇合并急性或慢性疾病：如病毒性肝炎、急性肾盂肾炎、急性阑尾炎、严重贫血、慢性肾炎、妊娠高血压综合征、心脏病、性传播疾病等。

（2）子宫畸形：包括双子宫、双角子宫及纵隔子宫等；宫颈内口松弛与子宫肌瘤也易发生早产。

（3）其他：孕妇吸烟、酗酒或者精神受到刺激以及承受巨大压力时可引发早产。

2. 胎儿、胎盘因素

双胎妊娠、羊水过多、胎膜早破、宫内感染、胎盘功能不全、母儿血型不合、前置胎盘及胎盘早剥等均可致早产。其中，胎膜早破、绒毛膜羊膜炎最常见，约占早产的 30%~40%。

二、临床表现

早产的临床表现主要是妊娠 28 周后 37 周前出现子宫收缩。最初为不规律宫缩，并常伴有少许阴道血性分泌物或阴道流血，以后逐渐发展为规律宫缩，与足月临产相似，宫颈管消失，宫口扩张。

三、治疗

若胎儿存活，无胎儿窘迫、胎膜未破，应设法通过休息和药物治疗，抑制宫缩，尽可能使妊娠继续维持至足月。若胎膜已破，早产已不可避免时，应尽可能预防新生儿并发症，以尽力提高早产儿的存活率。

四、护理评估

1. 健康史

详细评估可致早产的高危因素，如孕妇既往有流产、早产史或者本次妊娠有阴道流血，则发生早产的可能性大。同时，应详细询问并记录患者既往出现的症状以及接受治疗的情况。

2. 身心状况

妊娠满 28 周后至不足 37 周前，出现明显的规律宫缩（至少每 10 分钟一次），且伴有宫颈管缩短，即可诊断为先兆早产。如果妊娠 28~37 周间，出现 20 分钟≥4 次且每次持续≥30 秒的规律宫缩，且伴随宫颈管缩短≥75%，宫颈进行性扩张 2 cm 以上者，即可诊断为早产临产。

早产已不可避免时，孕妇常会不自觉地把一些相关的事情与早产联系起来而产生自责感。同时，由于怀孕结果的不可预知，恐惧、焦虑、猜疑也是早产孕妇常见的情绪反应。

3. 相关检查

通过全身检查及产科检查，结合阴道分泌物检测，核实孕周，评估胎儿成熟度和胎方位等，密切观察产程进展，确定早产进程。

五、护理诊断/合作性问题

1. 有新生儿受伤的危险

与产儿发育不成熟有关。

2. 焦虑

与担心早产儿预后有关。

六、护理目标

（1）患者能平静地面对事实，接受治疗及护理。

（2）新生儿不存在因护理不当而发生的并发症。

七、护理措施

1. 预防早产

孕妇良好的身心状况可降低早产的发生，突然的精神创伤也可引发早产，因此，需做好孕期保健工作，指导孕妇增加营养，保持平静的心情。避免诱发宫缩的活动，如性生活、抬举重物等。高危孕妇需多卧床休息，以左侧卧位为宜，以增加子宫血液循环，改善胎儿供氧，且慎做肛查和阴道检查等。同时，积极治疗并发症，宫颈内口松弛者应于孕 14~16 周作子宫内口缝合术，以防止早产的发生。

2. 药物治疗的护理

先兆早产的主要治疗措施是抑制宫缩，与此同时，还需要积极控制感染、治疗合并症和并发症。护理人员应能明确具体药物的作用和用法，并且能够识别药物的不良反应，以避免毒性作用的发生，同时，还应对患者做相应的健康教育。

常用抑制宫缩的药物有以下 4 类。

（1）β 肾上腺素受体激动剂：其作用为激动子宫平滑肌中的 β 受体，从而抑制子宫收缩，减少子宫活动而延长孕期。不良反应为母儿双方心率加快，孕妇血压下降、血糖升高、血钾降低、恶心、出汗、头痛等。目前常用药物有利托君、沙丁胺醇等。

（2）硫酸镁：其作用为镁离子直接作用于子宫肌细胞，拮抗钙离子对子宫收缩的活性，从而抑制子宫收缩。常用方法：首次剂量为 5 g，加入 25% 葡萄糖注射液 20 mL 中，在 5~10 分钟内缓慢注入静脉（或稀释后半小时内静脉滴入），以后以每小时 2 g 的速度静脉滴注，宫缩抑制后继续维持 4~6 小时后改为每小时 1 g，直到宫缩停止后 12 小时。使用硫酸镁时，应密切观察患者有无中毒迹象。

（3）钙通道阻滞药：其作用为阻滞钙离子进入肌细胞，从而抑制子宫收缩。常用药物为硝苯地平 10 mg，舌下含服，每 6~8 小时一次。也可以首次负荷量给予 30 mg 口服，根据宫缩情况再以 10~20 mg 口服。用药时必须密切观察孕妇心率和血压变化，对已用硫酸镁者需慎用，以防血压急剧下降。

（4）前列腺素合成酶抑制剂：前列腺素有刺激子宫收缩和软化宫颈的作用，其抑制剂可减少前列腺素合成，从而抑制子宫收缩。常用药物有吲哚美辛、阿司匹林等。同时，此类药物可通过胎盘抑制胎儿前列腺素的合成与释放，使胎儿体内前列腺素减少，而前列腺素有维持胎儿动脉导管开放的作用，缺乏时导管可能过早关闭而导致胎儿血液循环障碍，因此，临床较少应用。必要时仅在孕34周前短期（1周内）选用。

3. 预防新生儿并发症的发生

在保胎过程中，应每日行胎心监护，并教会孕妇自数胎动，有异常情况时及时采取应对措施。对妊娠35周前的早产者，应在分娩前按医嘱给予孕妇糖皮质激素，如地塞米松、倍他米松等，以促进胎肺成熟，明显降低新生儿呼吸窘迫综合征的发病率。

4. 为分娩做准备

如早产已不可避免，应尽早决定合理的分娩方式，如臀位、横位，估计胎儿成熟度低，且产程又需较长时间者，可选用剖宫产术结束分娩；经阴道分娩者，应考虑使用产钳和会阴切开术以缩短产程，从而减少分娩过程中对胎头的压迫。同时，要充分做好早产儿保暖和复苏的准备，临产后慎用镇静剂，避免发生新生儿呼吸抑制的情况；产程中应给予孕妇吸氧；新生儿出生后，须立即结扎脐带，以防止过多母血进入胎儿血液循环造成循环系统负荷过重。

5. 为孕妇提供心理支持

护士可安排时间与孕妇进行开放式的讨论，让孕妇充分了解早产的发生并非她的过错，有时甚至是无缘由的。同时，也要避免为减轻孕妇的负疚感而给予过于乐观的保证。由于早产是出乎意料的，孕妇多没有精神和物质准备，对产程中的孤独感、无助感尤为敏感，此时，丈夫、家人和护士在身旁提供支持较足月分娩更显重要，并能帮助孕妇重建自尊，以良好的心态承担早产儿母亲的角色。

八、护理评价

（1）孕妇能积极配合医护措施。

（2）母婴顺利经历全过程。

（张 楠 胡 婧）

第四节 过期妊娠

平时月经周期规律，妊娠达到或超过42周（≥294日）尚未分娩者，称为过期妊娠。其发生率为3%~15%。过期妊娠的胎儿围产病率和死亡率增高，并随妊娠过期时间的延长而增加。

一、病因

1. 雌孕激素比例失调

如内源性前列腺素和雌二醇分泌不足而黄体酮水平增高可抑制前列腺素和缩宫素，使子宫不收缩，延迟分娩发动。

2. 子宫收缩刺激反射减弱

头盆不称或胎位异常时，由于胎先露部对宫颈内口及子宫下段的刺激不强，反射性子宫收缩减少，易发生过期妊娠。

3. 胎儿畸形

无脑儿畸胎不合并羊水过多时，由于垂体缺如，不能产生足够促肾上腺皮质激素，使雌激素前身物质 16a-羟基硫酸脱氢表雄酮分泌不足，雌激素形成减少，致使过期妊娠发生。

4. 遗传因素

缺乏胎盘硫酸酯酶，是一种罕见的伴性隐性遗传病，均见于怀男胎病例，胎儿胎盘单位无法将活性较弱的脱氢表雄酮转变为雌二醇及雌三醇，使分娩难以启动。

二、病理和临床表现

1. 胎盘、胎儿变化

（1）胎盘功能正常型：胎儿继续发育，体重增加成为巨大儿，颅骨钙化明显，胎头不易变形，从而导致经阴道分娩困难。

（2）胎盘功能减退型：胎盘外观有钙化和梗死，镜下见胎盘老化现象，使胎盘的物质交换与转运能力均下降，供给胎儿营养以及氧气不足，胎儿不再继续生长发育，导致胎儿成熟障碍、胎儿窘迫。

2. 羊水变化

随着妊娠周数的延长，羊水会越来越少，羊水粪染率也明显增高。

过期妊娠常因胎盘病理改变而发生胎儿窘迫或者巨大儿造成难产，导致围生儿死亡率以及新生儿窒息发生率增高，同时手术产率也增高。

三、治疗

尽量避免过期妊娠的发生。一旦确诊过期妊娠，应根据胎儿大小、胎盘功能、胎儿宫内安危、宫颈成熟情况等综合判断，选择恰当的分娩方式。

四、护理评估

1. 健康史

仔细核实妊娠周数，确定胎盘功能是否正常是关键。

2. 身心状况

（1）身体评估：胎盘功能正常型多无特殊表现；胎盘功能减退型可表现为胎动频繁或者减少、消失，孕妇体重不再增加或者减轻，宫高和腹围与妊娠周数不相符，胎心率异常。

（2）心理—社会状况：当超过预产期数日后仍无分娩先兆，孕妇和家属都会焦急，担心过期妊娠对胎儿不利，而表现出紧张情绪。

3. 相关检查

（1）B超检查：监测胎儿双顶径、股骨长度估计妊娠周数；观察胎动、胎儿肌张力、胎儿呼吸运动以及羊水量等。羊水暗区直径小于 3 cm，提示胎盘功能减退，小于 2 cm 则提示胎儿危险。

（2）胎盘功能测定：雌三醇（E_3）含量小于 10 mg/24 h，E/C 比值小于 10 或者下降

50%，血清游离雌三醇含量持续缓慢下降等，均应考虑为胎儿胎盘单位功能低下。

（3）胎儿电子监护仪检测：无刺激胎心率监护每周 2 次，多为无反应型；催产素激惹试验若出现晚期减速，提示胎儿缺氧。

五、护理诊断/合作性问题

1. 知识缺乏

缺乏过期妊娠危害性的相关知识。

2. 焦虑

与担心围生儿的安全有关。

3. 潜在并发症

胎儿窘迫、胎儿生长受限、巨大儿。

六、护理目标

（1）孕妇和家属了解过期妊娠对胎儿的影响。

（2）住院期间不发生胎儿和新生儿损伤。

（3）孕妇的焦虑程度减轻。

七、护理措施

1. 一般护理

（1）休息：嘱孕妇取左侧卧位，吸氧。

（2）帮助复核孕周：仔细询问孕妇末次月经时间，引导其回忆本次妊娠的有关情况，协助医生重新认真复核孕周。

2. 加强胎儿监护

勤听胎心音，教会孕妇自测胎动，注意观察羊水的颜色、性状，必要时行胎儿电子监护，以便及时发现胎儿窘迫。

3. 检查的护理

告知孕妇及家属行各种胎盘功能检查的目的、方法、结果，协助孕妇完成各项胎盘功能检查，如按时抽血或留尿，护送患者做 B 超检查等。

4. 终止妊娠的护理

（1）剖宫产：引产失败者，胎盘功能减退，胎儿有宫内窘迫，羊水过少或者有产科指征，均应行剖宫产。

1）做好剖宫产的术前准备、术中配合及术后护理。

2）做好新生儿窒息的抢救准备。

（2）阴道分娩：胎盘功能及胎儿情况良好，无其他产科指征者，可在严密监护下经阴道分娩。

1）宫颈条件未成熟者，需遵医嘱给予促宫颈成熟的措施，如乳头按摩、宫缩剂静滴、前列腺素制剂宫颈或者阴道给药等。

2）宫颈条件成熟者，可行人工破膜或者静滴缩宫素引产。破膜后应立即听胎心音，观察羊水颜色、性状，记录破膜时间；嘱产妇卧床休息，保持外阴清洁，必要时遵医嘱用抗生素预防感染。

3）产程中的护理：常规吸氧，严密观察胎心及产程进展，适时行胎心监护。如出现胎儿窘迫情况，若宫口已开全，行阴道手术助产；若宫口未开全，短时间内不能从阴道分娩者，需立即改行剖宫产。产后常规应用宫缩剂，预防产后出血。在新生儿出现第一次呼吸前及时彻底清除呼吸道分泌物及羊水，特别是粪染的羊水应尽力清除。新生儿按高危儿加强护理，密切观察，遵医嘱给予药物治疗。

5. 心理护理

妊娠过期后，孕妇或者家属有的担心胎儿安危，急于要求人工终止妊娠；有的认为"瓜熟才蒂落"而不愿接受人工终止妊娠。护士应仔细倾听其诉说，了解孕妇的心理活动，耐心向患者及家属介绍过期妊娠对母儿的不良影响，详细说明终止妊娠的必要性和方法，对提出的问题给予积极、明确、有效的答复，解除其思想顾虑，鼓励患者极配合治疗，适时终止妊娠，加强过期儿（高危儿）的护理。

八、护理评价

（1）患者能积极配合医护措施。
（2）母婴顺利经历全过程。
（3）产妇产后未出现焦虑。

（赵　宇　李紫薇）

第五节　双胎妊娠

一、概述

一次妊娠有两个胎儿时称为双胎妊娠。其发生率具有国家、地域以及种族差异性。我国统计双胎与单胎比为1：890。近年来，随着促排卵药物的应用和辅助生育技术的开展，双胎妊娠的发生率有增高趋势。双胎妊娠有家族史，胎次多、年龄大者发生的概率高，近年来有医源性原因，应用氯米酚与尿促性素（HMG）诱发排卵，双胎与多胎妊娠可高达20%～40%。另有学者报道在停止服用避孕药后1个月妊娠时，双胎比例增高，是由于此月人体分泌FSH增高的原因。

二、病因

1. 遗传
孕妇或其丈夫家族中有多胎妊娠史者，多胎的发生率增加。

2. 年龄和胎次
双胎发生率随着孕妇年龄增大而增加，尤其是35～39岁者最多。孕妇胎次越多，发生双胎妊娠的机会越多。

3. 药物
因不孕症而使用了促排卵药物，导致双胎妊娠的发生率增加。

三、病理生理

双胎胎盘中，脐带帆状附着发生率较普通胎盘高9倍，并发前置血管，单脐动脉在双胎胎盘中发生率也较高，多发于单卵双胎的胎儿之一。另外，双胎胎盘之一可变成水泡状胎块。在胎盘变化上是供血胎儿胎盘体积大，苍白，镜下可见绒毛粗大、水肿，绒毛毛细血管小而不明显；但受血胎儿胎盘呈黯红色，多血，质较韧，镜下则见绒毛毛细血管普遍扩张充血。

四、护理评估

（一）健康史

询问家族中有无多胎史，孕妇的年龄、胎次，孕前是否使用促排卵药。

（二）临床表现及分型

1. 症状

妊娠早孕反应较重，子宫大于妊娠孕周，尤其是24周后尤为明显。因子宫增大明显，使横膈抬高，引起呼吸困难；胃部受压，孕妇自觉胀满、食欲缺乏，孕妇会感到极度疲劳和腰背部疼痛。孕妇自觉多处胎动，而非固定于某一处。

2. 体征

有下列情况应考虑双胎妊娠。

（1）子宫比孕周大，羊水量也较多。

（2）孕晚期触及多个小肢体，两胎头。

（3）胎头较小，与子宫大小不成比例。

（4）在不同部位听到两个频率不同的胎心，同时计数1分钟，胎心率相差10次以上或两胎心音之间隔有无音区。

（5）孕中晚期体重增加过快，不能用水肿及肥胖解释者。过度增大的子宫压迫下腔静脉，常引起下肢水肿、静脉曲张等。

3. 分型

（1）二卵双胎：二卵双胎可以是同一卵巢也可是两个卵巢同时排卵，此时的排卵可以是单卵泡排出两个成熟卵子或者两个卵泡同时排出两个卵子，即由两个卵子分别同时受精而形成的双胎妊娠，约占双胎妊娠的2/3。由于二卵双胎的基因不同，故胎儿的性别、血型、容貌等可以相同也可不同，两个受精卵可以形成各自独立的胎盘、胎囊，它们的发育可以紧靠与融合在一起，但两者间的血液循环并不相通，胎囊之间的中隔由两层羊膜及两层绒毛膜组成，有时两层绒毛膜可融合成一层。

（2）单卵双胎：单卵双胎即由一个卵子受精后经过细胞分裂而形成的双胎妊娠，约占双胎妊娠的1/3。该方式所形成的受精卵其基因相同，胎儿性别、血型一致，且容貌相似。单卵双胎的每个胎儿均有1根脐带，其胎盘和胎囊则根据受精卵分裂时间不同而有所差异；两个胎儿常共用同一胎盘，两个胎囊的间隔有两层羊膜，两者血液循环相通。约有1/3的单卵双胎的胎盘胎膜与双卵双胎相同，但血液循环仍相通。由于单卵双胎的胎盘循环是两个胎儿共用，故有时会出现一个胎儿发育良好，而另外一个发育欠佳，两者差异很大。

（三）辅助检查

1. B超检查

可以早期诊断双胎、畸胎，能提高双胎妊娠的孕期监护质量。B超在孕 7~8 周时见到两个妊娠囊，孕 13 周后清楚显示两个胎头光环及各自拥有的脊柱、躯干、肢体等，B超对中晚期的双胎诊断率几乎达 100%。

2. 多普勒胎心仪

孕 12 周后听到两个频率不同的胎心音。

（四）心理—社会评估

双胎妊娠的孕妇在孕期必须适应两次角色转变，首先是接受妊娠，其次当被告知是双胎妊娠时，必须适应第二次角色转变，即成为两个孩子的母亲。双胎妊娠属于高危妊娠，孕妇既兴奋又常担心母儿的安危，尤其是担心胎儿的存活率。

（五）治疗

1. 妊娠期

及早对双胎妊娠做出诊断，并增加其产前评估次数，加强营养，注意休息，补充足够的营养物质以预防贫血和妊娠期高血压，防止早产、羊水过多等并发症的发生。必要时行引产术结束妊娠。

双胎妊娠引产指征：并发急性羊水过多，有压迫症状，孕妇腹部过度膨胀，呼吸困难，严重不适者；胎儿畸形，母亲有严重并发症，如子痫前期或子痫，不允许继续妊娠者；预产期已到尚未临产，胎盘功能减退者。

2. 分娩期

多数能经阴道分娩。产妇需有良好的体力，才能成功分娩，故保证产妇足够的食物摄入量及充足的睡眠十分重要。分娩过程中严密观察产程和胎心变化，如有宫缩乏力或产程延长时，应及时处理。当第一胎娩出后，立即断脐，助手扶正第二胎的胎位，使其保持纵式，通常在 15~20 分钟完成第二胎的分娩。如第一胎娩出后 15 分钟仍无宫缩，则可行人工破膜加缩宫素静脉滴注以促进宫缩。若发现有脐带脱垂或怀疑胎盘早剥时，及时手术助产。如第一胎为臀位，第二胎为头位，要注意防止胎头交锁导致难产。

剖宫产指征：①异常胎先露，如第一胎儿为肩先露、臀先露或易发生胎头交锁和碰撞的胎位及单羊膜囊双胎、联体儿等；②脐带脱垂、胎盘早剥、前置胎盘、先兆子痫、子痫、胎膜早破、继发性宫缩乏力，经处理无效者；③第一个胎儿娩出后发现先兆子宫破裂或宫颈痉挛，为抢救母婴生命；④胎儿窘迫，短时间内不能经阴道结束分娩者。

3. 产褥期

为防止产后出血，在第二胎娩出前肩时静脉推注麦角新碱及缩宫素 10 U，同时腹部压沙袋，防止由于腹压骤减导致休克。

五、护理诊断和医护合作性问题

1. 舒适改变

与双胎或多胎引起的食欲下降、下肢水肿、静脉曲张、腰背痛有关。

2. 有受伤的危险

与双胎妊娠引起的早产有关。

3. 焦虑

与担心母儿的安危有关。

4. 潜在并发症

早产、脐带脱垂或胎盘早剥。

六、计划与实施

（一）预期目标

（1）孕妇摄入足够的营养，保证母婴需要。

（2）孕妇及胎儿、新生儿的并发症被及时发现，保证母婴安全。

（二）护理措施

1. 一般护理

（1）增加产前检查次数，每次监测宫高、腹围和体重。

（2）孕妇注意多休息，尤其是妊娠最后 2~3 个月，要求卧床休息，防止跌伤意外。最好采取左侧卧位，增加子宫、胎盘的血供，减少早产的机会。

（3）加强营养，尤其是注意补充铁、钙、叶酸等，以满足妊娠的需要。

2. 心理护理

帮助双胎妊娠孕妇完成两次角色转变，接受成为两个孩子母亲的事实。告之双胎妊娠虽属于高危妊娠，但孕妇不必过分担心母儿的安危，让孕妇保持心情愉快，积极配合治疗。指导家属准备双份新生儿用物。

3. 病情观察

双胎妊娠孕妇易并发妊娠期高血压、羊水过多、前置胎盘、贫血等并发症，因此，应加强病情观察，及时发现并处理。

4. 症状护理

双胎妊娠孕妇胃区受压致食欲缺乏，因此应鼓励孕妇少食多餐，满足孕期需要，必要时给予饮食指导，如增加铁、叶酸、维生素的供给。双胎妊娠孕妇腰背部疼痛比较明显，应注意休息，指导孕妇做骨盆倾斜运动，局部热敷等。采取措施预防静脉曲张的发生。

5. 治疗配合

（1）严密观察产程和胎心率变化，发现宫缩乏力或产程延长应及时处理。

（2）第一个胎儿娩出后立即断脐，协助扶正第二个胎儿的胎位，使保持纵产式，等待通常在 20 分钟左右，第二个胎儿自然娩出。如等待 15 分钟仍无宫缩，则可协助人工破膜或遵医嘱静脉滴注缩宫素促进宫缩。严密观察，及时发现脐带脱垂或胎盘早剥等并发症。

（3）为预防产后出血的发生，临产时应备血；胎儿娩出前需建立静脉通道；第二个胎儿娩出后应立即肌内注射或静脉滴注缩宫素；腹部放置沙袋，并以腹带裹紧腹部，防止腹压骤降引起休克。

（4）如为早产，产后应加强对早产儿的观察和护理。

（三）健康教育

护士应指导孕妇注意休息，加强营养，注意阴道流血量和子宫复旧情况，防止产后出血。并指导产妇正确进行母乳喂养，选择有效的避孕措施。

七、护理评价

孕妇能主动与他人讨论两个孩子的将来并做好分娩的准备。孕产妇、胎儿或新生儿安全。

（张　立　张鸿翔）

第六节　前置胎盘

正常妊娠时，胎盘附着于子宫体部的后壁、前壁或侧壁。胎盘低位着床的 3 种结局：早期流产；向子宫底迁移；留在原位发展成前置胎盘。妊娠 28 周后，胎盘附着于子宫下段，甚至胎盘下缘达到或覆盖宫颈内口，其位置低于胎先露部，称为前置胎盘。前置胎盘是妊娠晚期出血的主要原因之一，是妊娠期的严重并发症。其发生率国外报道为 0.5%，国内报道为 0.24% ~ 1.57%。

一、病因

目前尚不清楚，可能与下述原因有关。

1. 子宫内膜病变与损伤

产褥感染、多产、上环、多次刮宫、剖宫产等，可引起子宫内膜炎，使子宫内膜缺损，血液供应不足，为了摄取足够营养，胎盘代偿性扩大面积，伸展到子宫下段，形成前置胎盘。

2. 胎盘异常

胎盘面积过大，如多胎妊娠、巨大儿，常延伸至子宫下段甚至达到宫颈内口；有些患者存在副胎盘，多附着于子宫下段；膜状胎盘大且薄，经常扩展到子宫下段。

3. 受精卵滋养层发育迟缓

当受精卵抵达子宫腔时，其滋养层发育迟缓，尚未发育到能着床的阶段而继续下移着床于子宫下段，并在该处生长发育形成前置胎盘。

4. 宫腔形态异常

子宫肌瘤、子宫畸形，可改变宫腔形态，导致胎盘附着于子宫下段。

5. 其他

有学者提出吸烟、吸毒可影响子宫胎盘血供，胎盘为获取更多的氧供而扩大面积，增加了前置胎盘的危险性。

二、分类

根据胎盘下缘与宫颈内口的关系，前置胎盘可以分为三类（图 7-5）。

1. 完全性前置胎盘

宫颈内口完全被胎盘组织覆盖，又称中央性前置胎盘。

2. 部分性前置胎盘

宫颈内口部分被胎盘组织覆盖。

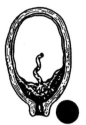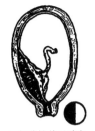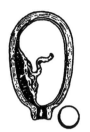

A.完全性前置胎盘　　　　B.部分性前置胎盘　　　　C.边缘性前置胎盘

图7-5　前置胎盘的类型

3. 边缘性前置胎盘

胎盘附着于子宫下段，甚至胎盘边缘达到宫颈内口，但未超越宫颈内口。

前置胎盘类型可因诊断时间不同而各异，胎盘下缘与宫颈内口的关系可随宫颈管消失，宫颈内口扩张而发生改变。尤其是接近临产期，如临产前部分性前置胎盘，临产后成为边缘性前置胎盘。因此，需按处理前的最后一次检查结果确定类型。

三、临床表现

1. 无痛性反复性阴道流血

前置胎盘的典型症状为妊娠晚期或临产时，发生无诱因、无痛性的反复性阴道流血。其出血原因是妊娠晚期子宫下段逐渐伸展拉长，宫颈管缩短，附着于子宫下段及宫颈部位的胎盘不能相应伸展而发生错位分离导致出血。初次流血量一般不多，偶尔也有第一次就发生致命性大出血者。随着子宫下段不断伸展，出血往往反复发生，且出血量也越来越多。

阴道流血发生时间的早晚、次数、出血量的多少与前置胎盘的类型有关。

（1）完全性前置胎盘：初次出血时间早，约在妊娠28周左右，反复出血的次数频繁，量较多，甚至一次大量出血即可使患者陷入休克状态。

（2）部分性前置胎盘：出血介于完全性和边缘性前置胎盘之间。

（3）边缘性前置胎盘：初次出血发生较晚，多在妊娠37~40周或临产后，量较少。

2. 贫血、休克

反复多次或大量阴道流血，患者可出现贫血，贫血程度与阴道流血量成正比，出血严重者可发生休克，并导致胎儿缺氧、窘迫，甚至死亡。

3. 胎位异常

因胎盘附着于子宫下段，患者可表现为胎头高浮和胎位异常，约1/3为臀先露。

4. 其他

由于子宫下段肌组织菲薄，收缩力差，附着于该处的胎盘剥离后血窦不易闭合，故可诱发产后出血。此外，前置胎盘的胎盘剥离面接近宫颈外口，而且产妇多体质虚弱，细菌容易从阴道侵入胎盘剥离面，而引发感染。

四、治疗

前置胎盘的治疗原则是：抑制宫缩、制止出血、纠正贫血、预防感染。根据孕妇的阴道流血量、有无休克、妊娠周数、产次、胎位、胎儿是否存活、是否临产等综合分析，正确选择结束分娩的时间和方法。

1. 期待疗法

目的是在保证孕妇安全的前提下尽可能延长孕周，接近或达到足月，减少早产，提高围生儿存活率。适用于妊娠<34周、估计胎儿体重<2 000 g、胎儿存活、阴道流血不多、一般情况良好的孕妇。患者需绝对卧床休息，禁忌性生活及阴道检查，血止后方可适量活动。一旦出现阴道流血，应住院治疗，密切监测阴道流血量及胎儿在宫内的情况。

2. 终止妊娠

（1）指征：孕妇反复多量出血甚至休克者，无论胎儿是否成熟，为了孕妇安全，需终止妊娠；胎龄达36周以上，胎儿成熟度检查提示胎儿肺成熟者；胎龄未达36周，出现胎儿窘迫；胎儿已死亡或发现难以存活的畸形。

（2）分娩方式：剖宫产是前置胎盘终止妊娠的主要方式，其优点是可短时间内结束分娩，对母儿相对安全。适用于完全性前置胎盘持续大量流血；部分性和边缘性前置胎盘出血多，胎龄达36周以上短时间内不能结束分娩者。阴道分娩适用于边缘性前置胎盘，枕先露，阴道流血不多，短时间能结束分娩者。护理目标在于保证孕妇能以最佳身心状态接受手术及分娩过程。

五、护理评估

1. 健康史

仔细询问个人健康史，尤其注意孕产史中有无剖宫产术、人工流产术及子宫内膜炎等前置胎盘的易发因素；妊娠过程中特别是孕28周后，是否出现无痛性、无诱因、反复阴道流血，详细记录具体经过及治疗情况。

2. 身心状况

患者的一般状况与阴道出血量的多少密切相关。大量出血时可表现为面色苍白、脉搏细速、血压下降等休克症状。

孕妇及其家属可因突然阴道流血而感到恐惧或焦虑，担心孕妇的健康和胎儿的安危，显得恐慌、紧张、手足无措等。

3. 相关检查

（1）产科检查：子宫大小与停经月份相符，胎方位清楚，胎先露高浮，胎心多正常，也可因孕妇失血过多导致胎心异常或消失。前置胎盘位于子宫下段前壁时，可于耻骨联合上方听到胎盘血管杂音。临产后检查，宫缩为阵发性，间歇期子宫肌完全放松。

（2）超声检查：B超可清楚显示胎盘与宫颈的位置，并确定前置胎盘的类型，且可反复检查，准确性达95%以上，是目前诊断前置胎盘最安全、有效的首选方法。

（3）阴道检查：一般不主张应用。仅适用于终止妊娠前为明确诊断并决定分娩方式。必须在有输液、输血及手术的条件下方可进行。若诊断已明确或流血过多不应再作阴道检查。怀疑前置胎盘的患者，切忌肛查。

（4）产后检查胎盘及胎膜：前置部位胎盘可见陈旧性血块附着，呈黑紫色或黯红色，若其位于胎盘边缘，且胎膜破口距离胎盘边缘小于7 cm，则为部分性前置胎盘。如行剖宫产术，术中可直接了解胎盘附着部位，明确诊断类型。

六、护理诊断/合作性问题

1. 有感染的危险

前置胎盘剥离面靠近宫颈口，细菌易经阴道上行感染。

2. 潜在并发症

出血性休克。

七、护理目标

（1）接受期待疗法的孕妇，血红蛋白不再继续下降，胎龄达到或接近足月。

（2）产妇产后未发生产后出血和产褥感染。

八、护理措施

根据病情需要立即终止妊娠的孕妇，即应采取去枕侧卧位，开放静脉，交叉配血，做好输血、输液准备。在抢救休克的同时，按腹部手术患者的护理进行术前准备，做好母儿生命体征监护以及抢救准备工作。接受期待疗法的孕妇的护理如下。

1. 保证休息，减少刺激

孕妇需住院观察，绝对卧床休息，尤以左侧卧位为佳，每日定时间断吸氧，每日 3 次，每次 20~30 分钟，以提高胎儿血氧供应。此外，还应避免各种刺激，以减少出血机会。医护人员进行腹部检查时动作要轻柔，禁做阴道检查和肛查。

2. 纠正贫血

加强饮食营养指导，建议孕妇高蛋白饮食及食用富含铁的食物，如动物肝脏、绿叶蔬菜和豆类等，必要时给予口服硫酸亚铁、输血等措施，以纠正贫血，增强孕妇机体抵抗力，促进胎儿发育。

3. 监测生命体征，及时发现病情变化

密切观察并记录孕妇的生命体征及一般状况，阴道流血的量、色及流血时间，严密监测胎儿宫内状态，按医嘱及时完成相关的实验室检查，进行交叉配血备用，发现异常及时报告医师并积极配合处理。

4. 预防产后出血和感染

（1）产妇返回病房休息后，密切观察产妇的生命体征和阴道流血情况，发现异常及时报告医师处理，以防止或减少产后出血的发生。

（2）胎儿娩出后，及早使用宫缩剂，以预防产后大出血；对新生儿严格按照高危儿护理。

（3）及时更换会阴垫，以保持会阴部清洁、干燥。

5. 健康教育

护士需加强对孕妇的管理和宣教。指导围孕期女性避免吸烟、酗酒等不良行为，避免多次刮宫、引产或宫内感染，防止多产，减少子宫内膜损伤或子宫内膜炎。对于妊娠期出血，无论阴道流血量多少均应及时就医，做到及时诊断，正确处理。

九、护理评价

（1）接受期待疗法的孕妇，胎龄接近（或达到）足月时终止妊娠。

（2）产妇产后未出现产后出血和产褥感染。

（张黎黎　陈　晨）

参考文献

［1］ 杨琳，王琳琳，熊燕. 实用临床护理操作技术［M］. 南昌：江西科学技术出版社，2020.

［2］ 谢小华. 急诊急救护理技术［M］. 长沙：湖南科学技术出版社，2020.

［3］ 钟印芹，叶美霞. 基础护理技术操作指南［M］. 北京：中国科学技术出版社，2020.

［4］ 郭锦丽，王香莉. 专科护理操作流程及考核标准［M］. 北京：科学技术文献出版社，2017.

［5］ 曾夏杏，岳利群，谢小华. 护理技术操作流程图解［M］. 北京：科学出版社，2016.

［6］ 赵佛容，温贤秀，邓立梅. 临床护理技术操作难点及对策［M］. 北京：人民卫生出版社，2016.

［7］ 胡必杰，高晓东，韩玲样，等. 医院感染预防与控制标准操作规程［M］. 2 版. 上海：上海科学技术出版社，2019.

［8］ 吴惠平，付方雪. 现代临床护理常规［M］. 北京：人民卫生出版社，2018.

［9］ 张连辉，邓翠珍. 基础护理学［M］. 北京：人民卫生出版社，2019.

［10］ 潘瑞红. 专科护理技术操作规范［M］. 武汉：华中科技大学出版社，2016.

［11］ 孟共林，李兵，金立军. 内科护理学［M］. 北京：北京大学医学出版社，2016.

［12］ 李亚敏. 急危救治护士临床工作手册［M］. 北京：人民卫生出版社，2018.

［13］ 叶文琴，王筱慧，李建萍. 临床内科护理学［M］. 北京：科学出版社，2018.

［14］ 李庆印，陈永强. 重症专科护理［M］. 北京：人民卫生出版社，2018.

［15］ 谢萍. 外科护理学［M］. 北京：科学出版社，2018.

［16］ 王芳. 老年护理学基础［M］. 北京：化学工业出版社，2018.

［17］ 张秀平. 妇产科护理学［M］. 北京：人民卫生出版社，2018.

［18］ 张振香. 护理管理学［M］. 北京：人民卫生出版社，2018.

［19］ 刘玉锦，李春玉，刘兴山. 现代老年护理技术［M］. 北京：人民卫生出版社，2018.

［20］ 姜小鹰，李继平. 护理管理理论与实践［M］. 北京：人民卫生出版社，2018.